アナトミー　インプラントのための外科術式と画像診断

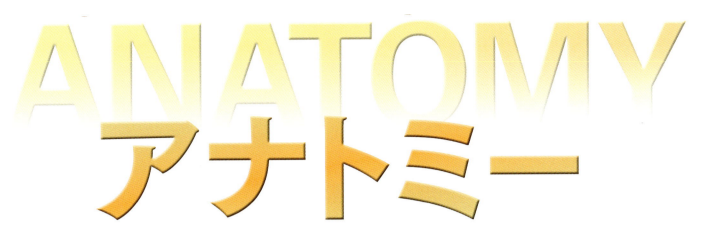

アナトミー

インプラントのための外科術式と画像診断

著 **Louie Al-Faraje, DDS**
Founder and Director
California Implant Institute
San Diego, California

With contributions by
Christopher Church, MD
Arthur Rathburn, LFD

監訳 坪井陽一
翻訳統括 高橋恭久
　　　　 中居伸行

クインテッセンス出版株式会社　2016

Tokyo, Berlin, Chicago, London, Paris, Barcelona, Istanbul, Milano, São Paulo, Moscow, Prague, Warsaw,
Delhi, Bucharest, and Singapore

© 2013 Quintessence Publishing Co, Inc

Quintessence Publishing Co, Inc
4350 Chandler Drive
Hanover Park, IL 60133
www.quintpub.com

5 4 3 2 1

All rights reserved. This book or any part thereof may not be reproduced, stored in a retrieval system, or transmitted in any form or by any means, electronic, mechanical, photocopying, or otherwise, without prior written permission of the publisher.

匿名のドナーの皆様へ

　本書に使用した解剖標本へご遺体を提供していただいた6名の個人へ深い敬意と感謝を示す。彼らの献体により人体解剖学の基礎知識が向上し、今日の学生やインプラント臨床家に有益で科学的な寄与となった。次世代もこの基礎知識によって育成される。

　著者は全身全霊で故人の尊厳の保存、保護、維持を行った。私たちは生前の彼らと接触はなかったが、死後に彼らから学んだ。彼ら全員の遺体を尊び、彼らからの贈り物に敬意を表する。

　6名の皆様、衷心より感謝いたします。

目次

献辞　*viii*

寄稿者　*x*

序文　*xi*

謝辞　*xii*

[1] 上下顎の動脈、静脈、神経支配　*1*

外頸動脈　*2*

顎動脈　*4*

翼口蓋窩　*6*

頭部の静脈　*12*

三叉神経　*14*

[2] 表情筋と咀嚼筋　*21*

表情筋　*22*

咀嚼筋　*28*

[3] 上顎臼歯部　*35*

大口蓋孔および小口蓋孔　*36*

大口蓋動脈および大口蓋神経　*38*

上顎洞　*42*

頬脂肪体　*80*

不十分な骨構造をもつ上顎臼歯部　*90*

[4] 上顎前歯部　*97*

鼻腔　*98*

眼窩下孔　*112*

上顎切歯孔と切歯管　*114*

不十分な骨構造をもつ上顎前歯部　*118*

[5] 下顎臼歯部 125

下顎枝 126

舌神経 138

下顎管/下歯槽神経 144

顎下腺窩 147

不十分な骨構造をもつ下顎臼歯部 152

不十分な骨構造をもつ下顎歯槽骨への臨床対応 153

[6] 下顎前歯部 169

オトガイ孔/神経およびアンテリアループ 170

下顎切歯管 178

下顎副舌側孔 184

下顎前方からのブロック骨採取 192

不十分な骨構造をもつ下顎前歯部 193

[7] 骨密度と隣在歯 203

骨密度 204

隣在歯/歯根 210

結論 212

[8] 手術時の緊急事態の解剖 215

創部の出血 216

口腔底の出血 222

輪状甲状靱帯切開 228

[9] 上下顎の局所解剖 233

[10] 静脈内穿刺 239

全身循環の解剖 240

上肢の動静脈 243

静脈生理学 248

献辞

　本書は、イブン・アンナフィースとして知られる、Ala-al-din abu Al-Hassan Ali ibn Abi-Hazm al-Qarshi al-Dimashqiに捧げる。

　イブン・アンナフィースは、血液肺循環を最初に記載したもっとも有名なアラブ人医師だ。彼は1213年にダマスカスで生まれ、ダマスカスの医科大学病院（Bimaristan Al-Noori）に通学し、医学に加えイスラームの法学、文学、神学を学び、シャーフィイー学派の専門家と専門医になった。

　1236年には、アンナフィースはエジプトに移動し、Al-Nassri病院に勤務し、その後Al-Mansouri病院長に就任、1288年に死去し、彼の邸宅、蔵書、診療所はMansuriya病院に寄贈された。

肺循環の発見

　アンナフィース以前に受け入れられていた理論は、2世紀のガレノスの理論だった。ガレノスは、心臓の右側に到達する血液は心中隔で目に見えない気孔を通過して左側に達し、そこで生命精気が得られるように空気と混合し、全身に送られるという理論を示した。ガレノスの静脈系は目に見えない気孔で接触する以外は動脈系と完全に分離していた。

　解剖所見からアンナフィースは、以下のように記載している：

　　血液は右心室から左心室に至るが、間には直接経路はない。厚い心中隔には穿孔はなく、何人かが想像した目に見える気孔はなく、ガレノスが考えた目に見えない気孔も存在しない。右心室からの血液は、動脈性静脈（肺動脈）を通過して肺に至り空気が混入され、静脈性動脈（肺静脈）を介して左心室に到達して生命精気を作る。

　アンナフィースは他章でも、以下のように解説している：

　　心臓には2つの心室があり、この心室間には何らの開口部はない。さらに解剖所見では、心室間の隔壁は他の部位よりもかなり厚く、アンナフィース以前に言われたことが間違っていることを示した。右心室の血液は肺動脈を通過して肺に至り空気と混合し、肺静脈を介して左心室に到達し、動物精気となる。

　アンナフィースは肺解剖を以下のように解説している：

　　肺は気管支、動脈性静脈枝、静脈性動脈枝の3つで構成され、それらのすべては小孔性の物質で連続している。

　彼は追記で以下のように解説している：

　　心臓で薄められ、加温された血液は動脈性静脈を通過して肺に輸送され、肺胞の血管枝細孔を浸透して空気と混合し、空気と混合した血液は静脈性動脈により肺から左心室に運ばれ精気を獲得する。

　また、アンナフィースは、心臓への栄養は冠動脈により供給されると仮定した：

　　彼やイブン・スィーナー（アヴィセンナ）の言うような、右側において血液が心臓へ栄養供給することはまったくなく、心臓への栄養供給は心臓に分布する血管によっている。

著作

彼の著作でもっともボリュームの大きいものは、300巻はある百科事典を予定していた*Al-Shamil fi al-Tibb*だったが、彼の死により完成を見なかった。この原稿はダマスカスにある。

彼の眼科に関する著書は、ほとんど彼のオリジナルである。彼のもっとも有名な本は、*The Summary of Law (Mujaz al-Qanun)*だ。彼の独創を示すもう一つの有名な*Kitab al-Mukhtar fi al-Aghdhiya*と題する書物では、健康における食事の効果が示されている。

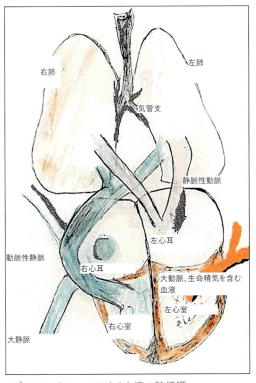

イブン・アンナフィースによる血液の肺循環。

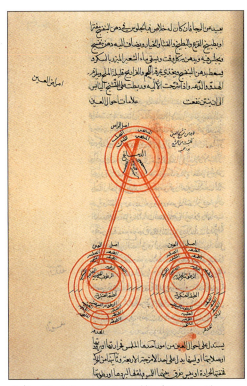

イブン・アンナフィースによる眼科の本の1ページ。

協力者

Christopher Church, MD
Director
Loma Linda Sinus and Allergy Center

Associate Professor
Department of Otolaryngology–Head and Neck Surgery
Loma Linda University School of Medicine
Loma Linda, California

Arthur Rathburn, LFD
Clinical Director
Department of BioMedical Sciences
International Biological Inc
Grosse Pointe Park, Michigan

翻訳者

監訳	坪井陽一	Total Solution Kyoto インプラント塾
翻訳統括	高橋恭久	医療法人慈世会 高橋スマイル歯科
	中居伸行	なかい歯科
翻訳	上野大輔	神奈川歯科大学附属横浜クリニック
	小林真理子	汐田総合病院
	今 一裕	東京医科歯科大学大学院医歯学総合研究科 インプラント・口腔再生医学分野
	瀬戸一郎	脳神経疾患研究所附属総合南東北病院
	田中謙光	東北大学大学院歯学研究科 顎顔面・口腔外科学分野
	豊嶋健史	医療法人社団新樹会 豊嶋歯科医院
	永田浩司	永田歯科医院
	中野慎太郎	なかい歯科
	長谷川昌輝	長谷川歯科医院
	福富彩加	なかい歯科
	丸尾勝一郎	神奈川歯科大学大学院歯学研究科口腔機能修復学講座 咀嚼機能制御補綴学分野
	山下素史	山下歯科医院

序文

　歯科臨床医が利用できるすぐれた解剖学アトラスや教科書は多いが、これらのアトラスは、きわめて詳細に記述されているため、インプラント治療医の術中解剖の判断を困難にしている。

　この本は、読みやすく興味がわくように構成されたちょうどよいボリュームの解剖資料の提供を目的としている。どの程度が適量かの決定は著者自身の臨床と教育経験に頼った。意図的な省略はしていないが、インプラント臨床の関連事項に特化し、論理的に情報を配列するよう努めた。

　本書のイラストは、イラストレーターと私の非常な努力と協力により作り上げた。ある種の解剖指標を図表で表すことは難しく、学生や専門家は解剖教室や手術室で実際の標本を前にして戸惑うことが多い。そこで、この本では屍体や臨床症例を提示し、解剖標本や手術中に実際に確認できた上顎、下顎、鼻腔などの構造を解説しており、教科書と現実のギャップを埋めた。

　この本のもう一つの特徴として、現在ではコーンビームCT画像をインプラント臨床医がうまく利用できることを示している。この本では通常のパノラマ、デンタル、セファロX線写真などの二次元画像ではわからない解剖指標をコーンビームCT画像で示した。すべてのインプラント手術にコーンビームCTの使用を推奨している。コーンビームCTスキャン技術は、以前は見えなかった患者の解剖構造と病巣を可視化した。これらの画像診断により、計画するインプラントの最適部位を解剖指標に関連づけて、インプラントの埋入に利用できる正確な距離測定、精緻な骨密度測定と歯槽骨幅測定を可能とした。コーンビームCTの使用により治療計画が向上し、予後不良例と法的責任をも軽減するであろう。

　これらのイラスト、コーンビームCT画像、写真、テキストによって学習とさまざまな形態と解剖学的困難性のある臨床におけるインプラント関連手術が簡素化されることを著者は期待している。

謝辞

　お導きと暖かい愛で、私のプロジェクトのすべてを可能にした完璧な人間の体の創造主である神へ。

　私に完璧さの追求を教えてくれた両親、Omar Al-Faraje、Nadia Al-Rifaiへ。

　多くの夜会や社交をやめて、この企画達成に全霊を捧げてくれた妻Ranaへ。埋め合わせを約束する。

　笑顔とインスピレーションで私に不屈の精神をわき起こしてくれた子供たち、Nadia、Omar、Timへ。とても感謝している。

　この本の鼻腔・副鼻腔解剖を提供してくださったDr Christopher Churchと、この本で使用した解剖体と頭蓋標本の提供者であるArthur Rathburnに感謝する。あなた方のような友人がいることを誇りに思う。

　この企画のために弊社の資料使用を支援してくださったDIOインプラント代表のMr Kim Jin Cheolにお礼を申し上げたい。

　インプラント外科学の特別な解剖学的考察について同僚教育の機会をくださったQuintessence Publishing出版社のLisa Bywatersに心から感謝する。私は高度に熟練したプロの編集者に出会ったことを非常に幸運と考え、いまだに彼女が歯科医師でないとは思えない。

　私の患者へ、皆様がいなければ、臨床写真を編集することはできず、皆様のおかげで私は楽しく仕事ができ、やりがいのあるものとなった。

　カリフォルニアインプラント研究所の私のすべての学生へ、インプラント歯科学に関して私のもつ知識と経験をあなた方と共有できたことは楽しく、また名誉であり、カリフォルニアインプラント研究所における過去数年間にわたり、あなた方と私の同僚とともにもっとも楽しい日々を共有できた。

　本書に適時に質の高いイラストを提供してくれたJason RohackとQualis Media社に深謝する。イラスト制作には多くの時間が費やされ、大量の電子メールが交わされた。

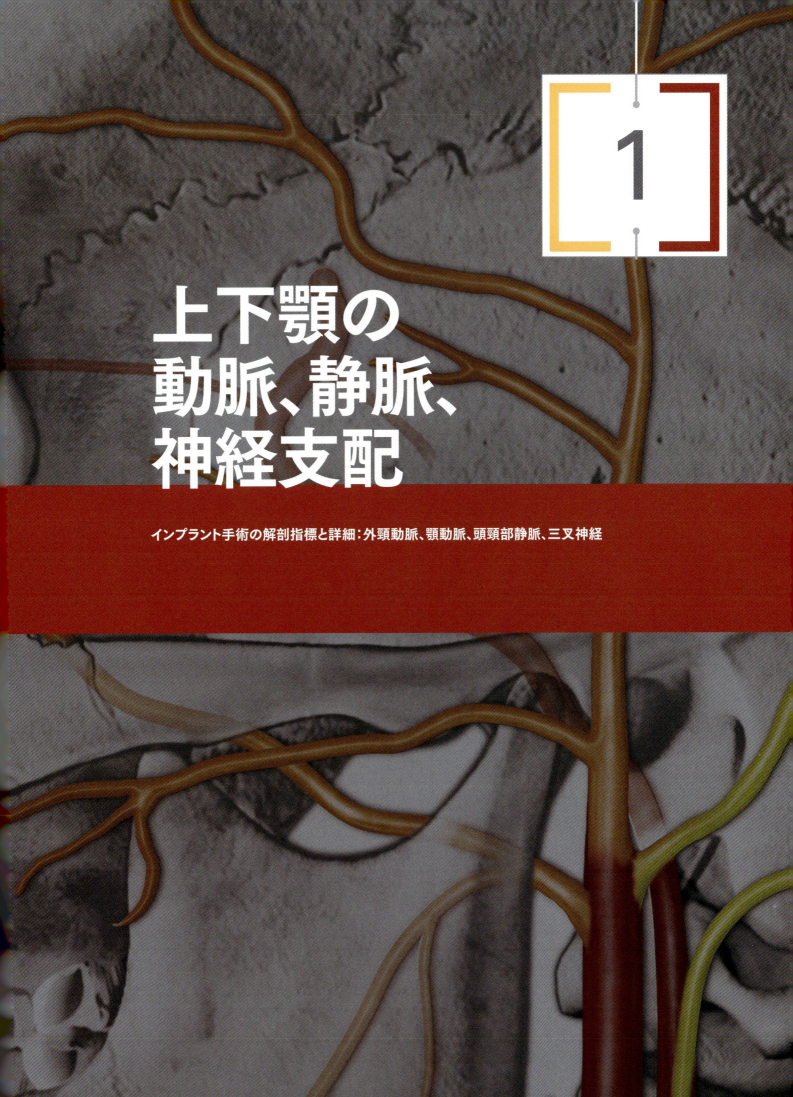

1

上下顎の動脈、静脈、神経支配

インプラント手術の解剖指標と詳細：外頸動脈、顎動脈、頭頸部静脈、三叉神経

外頸動脈

　顔面、上顎および下顎領域に供給される動脈は、主に外頸動脈より分枝する。一方で、眼動脈（内頸動脈の枝）の枝は、前頭部、頭皮、上眼瞼および鼻部の領域に分布する。総頸動脈は、甲状軟骨の上縁付近で外頸動脈および内頸動脈に分枝する（図1-1, 1-2）。外頸動脈の8枝：

- 前方3枝：上甲状腺動脈、舌動脈、顔面動脈
- 終始2枝：顎動脈と浅側頭動脈
- 後方2枝：後頭動脈と後耳介動脈
- 内側部の1枝：上行咽頭動脈

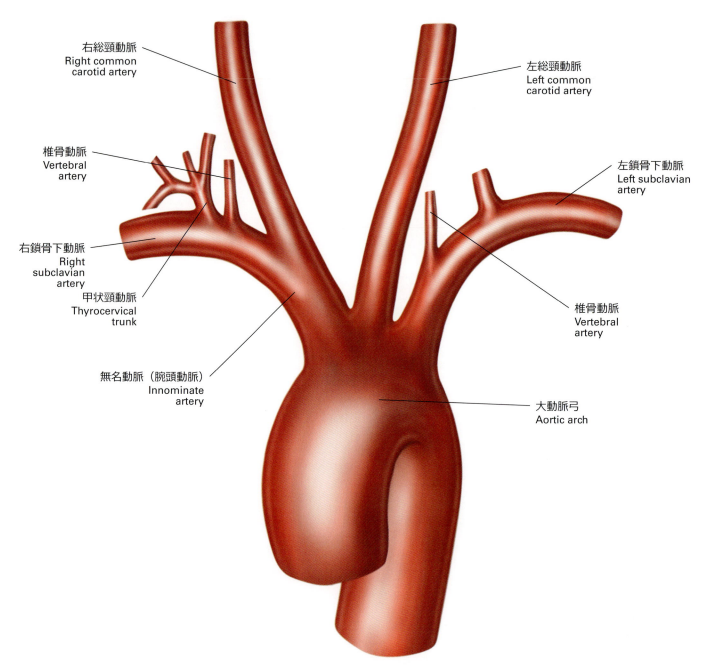

図1-1　大動脈の主な分枝。

1章 外頸動脈

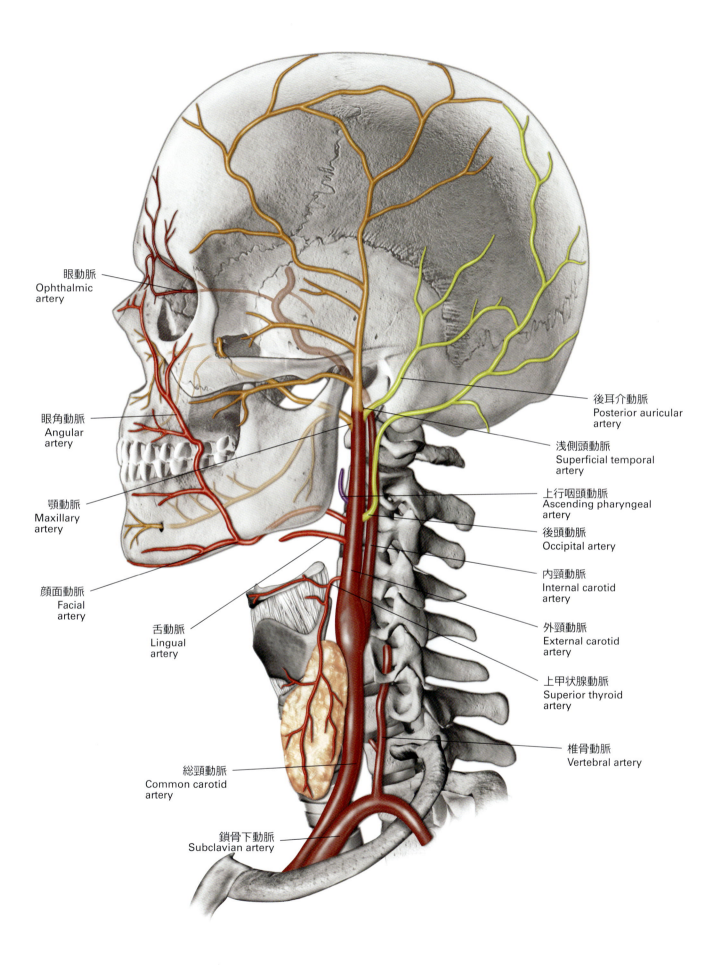

図1-2　外頸動脈の主な分枝。

顎動脈

顎動脈は耳下腺部において外頸動脈の終枝となる(図1-3)。顎動脈は以下の3つに分枝する：

- 第1部　下顎部(耳下腺本体と外耳道の前部に分枝する)：当区において顎動脈は耳、硬膜、顎関節、下顎歯および顎舌骨筋の領域に枝を分布する。
- 第2部　翼突部(側頭下窩内に分枝する)：当区において顎動脈は咀嚼筋群、頬粘膜と頬部皮膚および頬動脈を経由して頬筋の領域に分枝する。
- 第3部　翼口蓋部(翼上顎裂に入った後の翼口蓋窩内に分枝する)：当区において顎動脈は、下行口蓋動脈の枝を介して硬口蓋および軟口蓋の領域に分布し、後上歯槽動脈を介して上顎大臼歯および小臼歯の領域に分枝する。さらに翼突管動脈を介して上咽頭および鼓室の領域に分布し、鼻咽頭および蝶形骨洞の領域に咽頭枝を介して分枝、さらに眼窩下動脈を介して上顎前歯部の領域に分枝する。

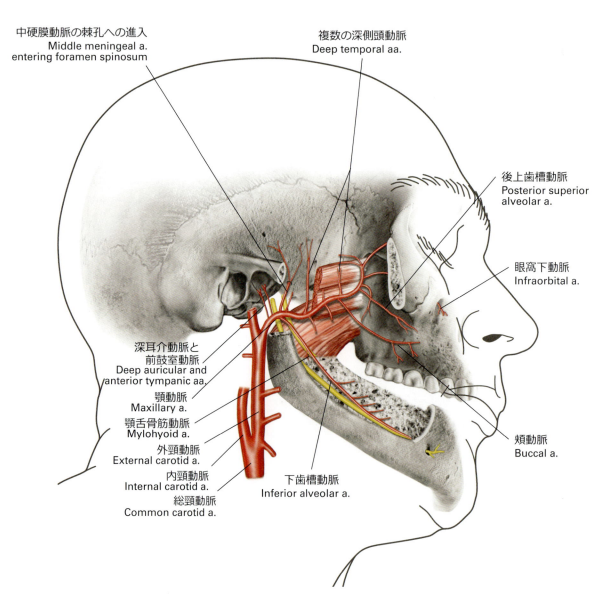

図1-3　顎動脈の走行。a：artery；aa：arteries。

顎動脈は鼻部への枝を分岐した後、鼻中隔において翼口蓋動脈に終枝する。図1-4は顎動脈の3部すべてを示す。

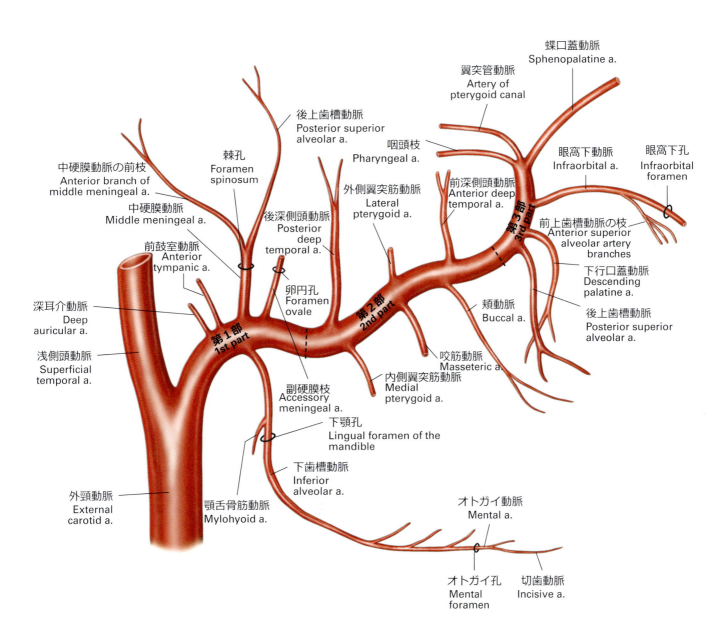

図1-4　顎動脈の全3部における分布。a：artery。

翼口蓋窩

翼口蓋窩（蝶口蓋窩と呼ばれることもある）は、頭蓋側面に位置する小さな錐体状の窩である。翼口蓋窩は眼窩、鼻腔、口腔、鼻咽頭そして中頭蓋窩と交通する（図1-5〜1-7）。翼口蓋窩上部には翼口蓋神経節および顎動脈の終枝などが分布する。翼口蓋窩に沿って存在する側頭下窩および翼突窩は"retromaxillary space"と定義され翼口蓋窩とは区別される。

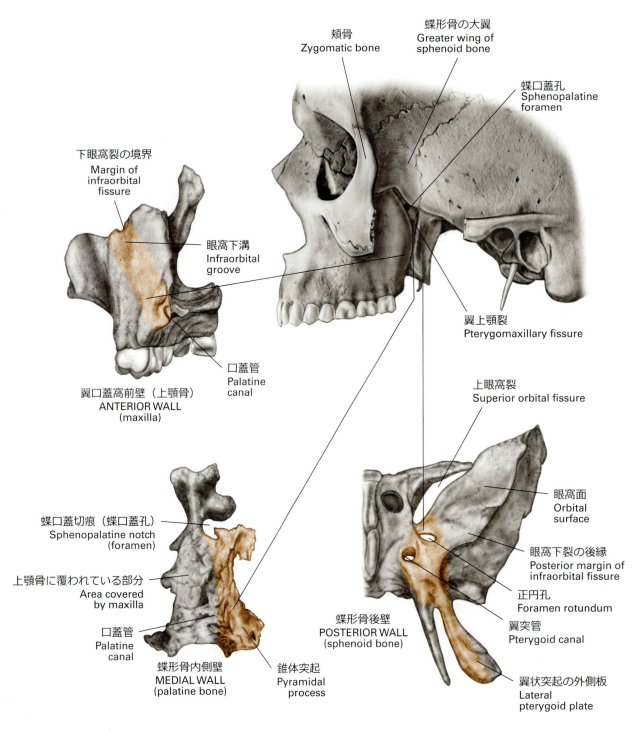

図1-5　左側翼口蓋窩の前壁、内側壁および後壁。

1章 翼口蓋窩

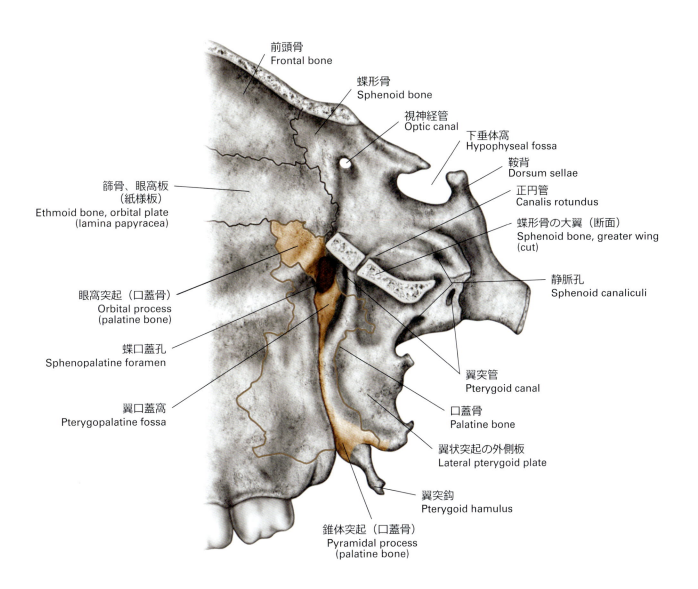

図1-6 翼口蓋窩（頬骨、蝶形骨の大翼、頬骨弓および側頭鱗を取り除いた状態）。

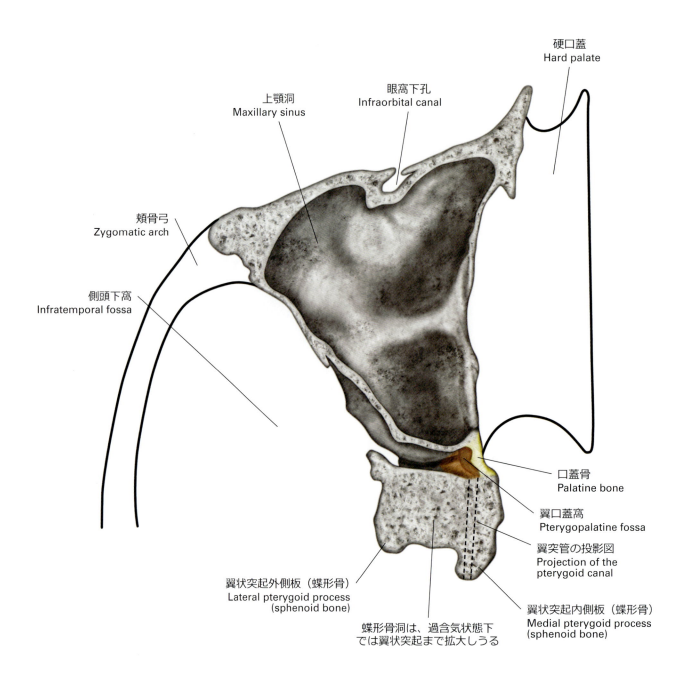

図1-7　眼窩下孔の高さでの翼口蓋窩水平断。

翼口蓋窩の境界と交通[1-3]

前壁は上顎骨側頭下面の内側上面から構成される。後壁は蝶形骨翼状突起の先端下部から構成される。この後壁を通して、正円孔および翼突管（Vidian管）を介し、翼口蓋窩は中頭蓋窩と交通する。翼状突起の基部において、正円孔は翼突管の外側上方に位置する。Vidian管は翼口蓋神経節の内側上方に位置する。つまりその神経は翼口蓋窩の主要血管より内側に位置しており、術者はVidian神経切断術中に過大な出血を避けることができる（図1-8）。

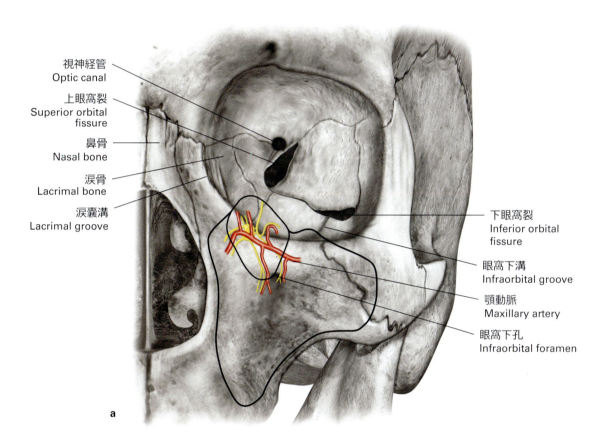

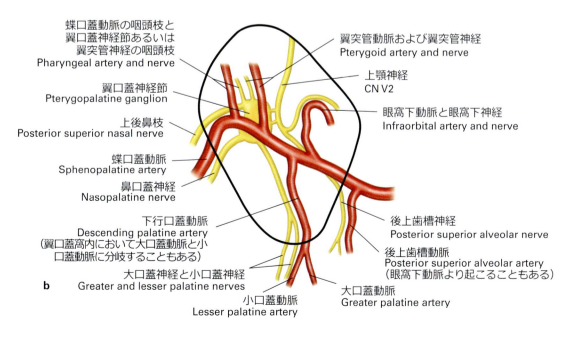

図1-8 （aとb）翼口蓋窩内における顎動脈の分岐と翼口蓋神経節との関係。分岐パターンとして示されたもの以外にいくつかのバリエーションが存在する(a, b)。

また、後壁および後下方では、翼口蓋窩は口蓋骨鞘突管（咽頭管）を介して鼻咽頭と交通する。口蓋骨鞘突管は、鋤骨の鞘状突起と口蓋骨の蝶形骨突起の間に位置する。鞘突管は翼突管と蝶形骨の鋤骨稜の間にある蝶形骨洞の下底部分を通過する。鼻腔における口蓋骨鞘突管（咽頭管）への開口部は鋤骨の翼の外側縁近く、翼状突起の根部分に位置する。

内側面は口蓋骨の垂直板と眼窩蝶形骨突起から構成される。翼口蓋窩は内側面上の蝶口蓋孔を介して鼻腔と交通する。蝶口蓋孔は口蓋骨（蝶口蓋切痕）の前方、下方、後方かつ蝶形骨体部の上方に位置する。翼口蓋窩は外側より翼上顎裂を介して側頭下窩と交通する。

翼口蓋窩上縁は口蓋骨眼窩板、蝶形骨の大翼の上顎面および下眼窩裂との境界線から構成される。

翼口蓋窩下縁は口蓋骨の錐体突起より構成され、翼口蓋管（大口蓋管）がこの下縁で開口する。翼口蓋管は翼口蓋窩より連続しており、口蓋骨垂直板の上顎面と上顎骨により形成される。翼口蓋窩下面は口腔内の上面において大口蓋孔および小口蓋孔を形成する。

表1-1に翼口蓋窩の内容物の詳細を示す。

翼口蓋窩の解剖の外科的な重要性

翼口蓋窩の解剖は以下の外科処置で特に重要となる：

- Vidian神経切断術（血管運動神経性鼻炎、スルーダー神経痛、ワニの涙症候群、アレルギー性鼻炎（花粉症）、鼻部ポリープの治療における翼突神経の外科的切断）
- 顎動脈の結紮（鼻部出血が前部か後部あるいは前後部における圧迫止血でコントロール不可能な場合）
- 頭蓋顔面外科
- 鼻咽頭あるいは頭蓋底の外科処置
- 外側から眼窩へのアクセス
- 外傷学

血管運動神経性鼻炎は鼻粘膜上の血管と腺組織における副交感神経から交感神経への刺激に相対的不均衡が生じることで起きる。鼻漏および鼻閉などの臨床症状の出現が特徴となる。

翼口蓋神経節のスルーダー神経痛は、目や鼻梁から始まり上顎や上顎歯牙、頬骨、乳様突起、後頭部さらに下部の肩や腕部に放散する片側性の頭部灼熱感、重度あるいは慢性の頭痛を臨床症状の特徴とする稀な神経障害である。

ワニの涙症候群（摂食時涙分泌；食事の時に流涙が起きる現象）は、膝神経節近傍の顔面神経領域の障害で、通常鼓索に向かう節前線維が誤って翼口蓋神経節に向かって再生し、涙腺が刺激されることで起きる稀な現象である。

1章 翼口蓋窩

表1-1		翼口蓋窩の内容物	
開口部	**走行**	**部位**	**通過する構造物**
正円孔	中頭蓋窩	後壁	・上顎神経
翼突管	中頭蓋窩	後壁	・翼突管神経（Vidian神経）（大錐体神経および深錐体神経より起きる） ・翼突管動脈 ・翼突管静脈
口蓋骨鞘突管（咽頭管）	鼻咽頭	後壁	・上顎神経の翼口蓋神経節の咽頭枝（神経節は翼口蓋窩に位置する） ・咽頭動脈（顎動脈） ・咽頭静脈
蝶口蓋孔	鼻腔	内側壁	・鼻口蓋神経と上後鼻枝（両神経とも上顎神経の翼口蓋神経節の枝） ・蝶口蓋動脈（顎動脈） ・蝶口蓋静脈
翼上顎裂	側頭下窩	外側壁	・後上歯槽動脈 ・顎動脈翼突部（後上歯槽動脈へ分枝後は翼口蓋窩の外のみに分枝する） ・後上歯槽静脈
下眼窩裂	眼窩	上壁	・眼窩下神経と頬骨神経（上顎神経） ・眼窩下動脈（顎動脈） ・眼窩下静脈
翼口蓋管（大口蓋管）	口腔	下壁	・下行口蓋神経（上顎神経）（翼口蓋管内で大口蓋神経と小口蓋神経に分岐する） ・下行口蓋動脈（顎動脈）（翼口蓋管内で大口蓋動脈と小口蓋動脈に分岐する） ・下行口蓋静脈

黄丸：神経；赤丸：動脈；青丸：静脈。

頭部の静脈

　頭頸部の主な静脈は内頸静脈、外頸静脈、前頸静脈である。内頸静脈は頭蓋内、顔面前方、顔面の外側、S状静脈洞から口腔、頸部、下錐体静脈洞溝、顔面静脈、舌静脈、上・中甲状腺静脈、下顎後静脈前枝から血液が流れ込む。外頸静脈は、側方、後頭部皮膚から後耳介静脈、下顎後静脈後枝を介して頭蓋の外側と後頭から血液が流れ込む。前頸静脈には前頸部から血液が流れ込む。

翼突筋静脈叢

　翼突筋静脈叢は翼突筋内の下顎枝内側に位置する。深顔面静脈を介して顔面動脈、顎静脈を介して下顎後静脈、蝶形骨導出静脈を介して海綿静脈洞と交通する。翼突筋静脈叢は頸静脈に流れ込む。

　この叢は歯科医師にとって、注射針が後上歯槽枝ブロックに過度に挿入された場合、翼突静脈叢の静脈と側頭下窩内の顎動脈（図1-9）を貫くことで、血腫を引き起こす要因となるためきわめて重要となる。注射から数分で口腔外に腫脹が現れる。血腫は組織に圧痛と変色を引き起こし、体内で分解されるまで継続する。また、注射針が汚染されていると海綿静脈洞の感染を広げる。血腫は眼窩下神経ブロック、下歯槽枝ブロックなどのような他のブロック内でも生じる。血管への刺入を避けるため、刺入時には吸引テストを必ず行う。

1章　頭部の静脈

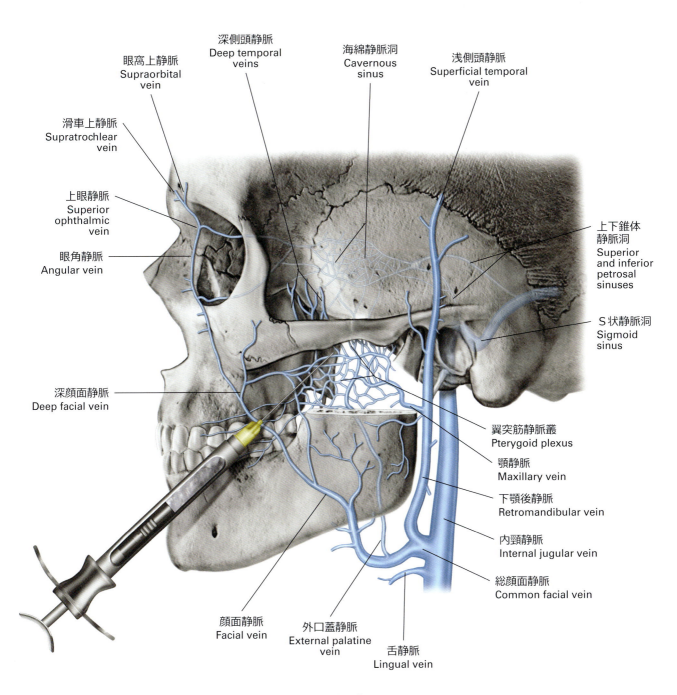

図1-9　翼突筋静脈叢。

三叉神経

12対の脳神経は頭部と頸部の運動と感覚機能を制御する。これらの神経が頭蓋骨から出る頭蓋底の孔および各神経の機能の要約を**表1-2**と**図1-10**に示す。

表1-2	脳神経の通過孔と機能		
神経	**名前**	**通過する頭蓋底の孔**	**機能**
I	嗅神経	篩板	嗅覚
II	視神経	視神経管	視覚
III	動眼神経	上眼窩裂	4つの外眼筋の運動
IV	滑車神経	上眼窩裂	1つの外眼筋の運動
V1	三叉神経/眼神経領域	上眼窩裂	涙腺、副鼻腔近辺、頭皮、前額部、上眼瞼、鼻の知覚
V2	三叉神経/上顎神経領域	正円孔	鼻腔と口腔の一部、頬の皮膚、上唇の知覚
V3	三叉神経/下顎神経領域	卵円孔	下顎の皮膚、下唇、側頭部、口腔の大部分の知覚
			咬筋および顎二腹筋前腹、顎舌骨筋、鼓膜張筋、口蓋帆張筋の運動
VI	外転神経	上眼窩裂	1つの外眼筋の運動
VII	顔面神経	内耳道	表情筋、アブミ骨筋、顎二腹筋後腹の運動；涙腺、口腔粘膜、鼻腔粘膜、顎下腺、舌下腺の運動
			外耳道；耳介の一部；乳様突起；咽頭粘膜、鼻粘膜、口蓋粘膜の知覚および鼓索神経を介した舌前部2/3の味覚
VIII	内耳神経	内耳道	平衡感覚と聴覚
IX	舌咽神経	頸静脈孔	茎突咽頭筋、耳下腺の運動
			外耳後部の皮膚、耳珠、舌後部1/3、軟口蓋、咽頭鼻部、鼓膜、耳管、乳様突起部の知覚および舌後部1/3の味覚
X	迷走神経	頸静脈孔	口蓋舌筋を含む咽頭筋と喉頭筋の運動および咽頭、喉頭、心臓、食道、胃の平滑筋と腺の運動
			耳、外耳道、鼓膜の外面、後頭蓋窩の硬膜、喉頭、肺、心臓、食道、胃の知覚
XI	副神経	頸静脈孔	胸鎖乳突筋、僧帽筋の運動
XII	舌下神経	舌下神経管	口蓋舌筋（迷走神経支配）を除く内舌筋、外舌筋の運動

1章　三叉神経

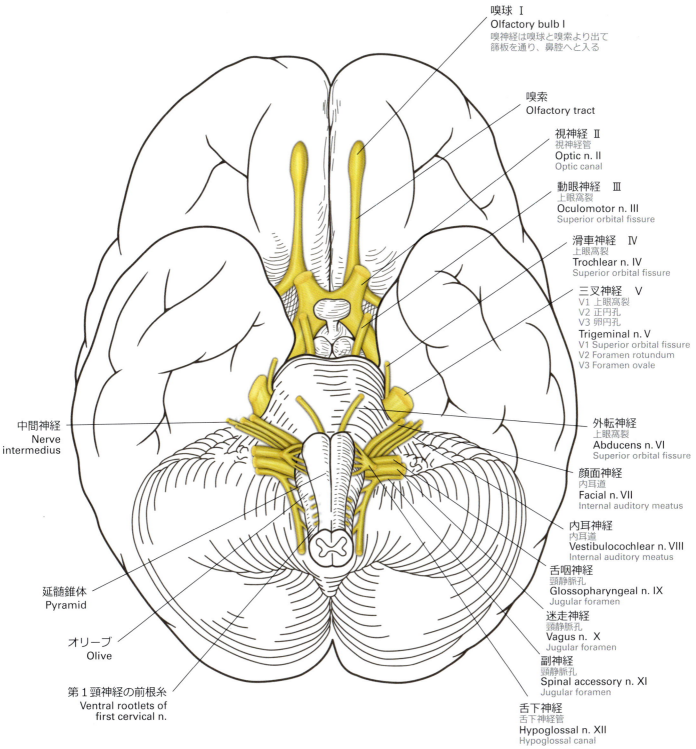

図1-10　脳底部から見た脳神経の起始。n.：nerve。

上顎神経（CN V2）

上顎神経（図1-11a）は第Ⅴ脳神経（三叉神経）の第2枝である。その機能は、上顎歯、鼻腔、上顎洞、眼瞼裂と口との間の皮膚からの知覚の伝達である（図1-11b, 図1-11C）上顎神経は、頭蓋内で、中硬膜枝内に分枝し、正円孔を通って翼口蓋窩に進み、頬骨神経、翼口蓋神経節（翼口蓋神経）、眼窩下神経に分枝する。

- 頬骨神経は下眼窩裂を通過し、涙腺神経へ感覚神経の枝として交通し、頬骨側頭枝（側頭）と頬骨顔面枝（頬骨上の皮膚）に分枝する。
- 翼口蓋神経節は、蝶口蓋孔を通り鼻腔へ至る鼻枝（鼻口蓋神経）、軟口蓋と硬口蓋に分布する口蓋神経（大口蓋神経、小口蓋神経）、上咽頭に感覚を供給する咽頭枝に分枝する神経節である。
- 眼窩下神経は（上顎臼歯部への後上歯槽枝と、中上歯槽枝に分岐した後に）下眼窩裂を通って眼窩に入る；眼窩底にある眼窩下溝と眼窩下管を通り、前上歯槽枝に分岐して眼窩下孔から顔面に表れる。眼窩下神経「終枝」となり、神経は上唇方形筋の真下にあり、鼻翼に分布するいくつかの枝や、下眼瞼（下眼瞼枝）、上唇（上唇枝）に分枝し、顔面神経線維と吻合する。

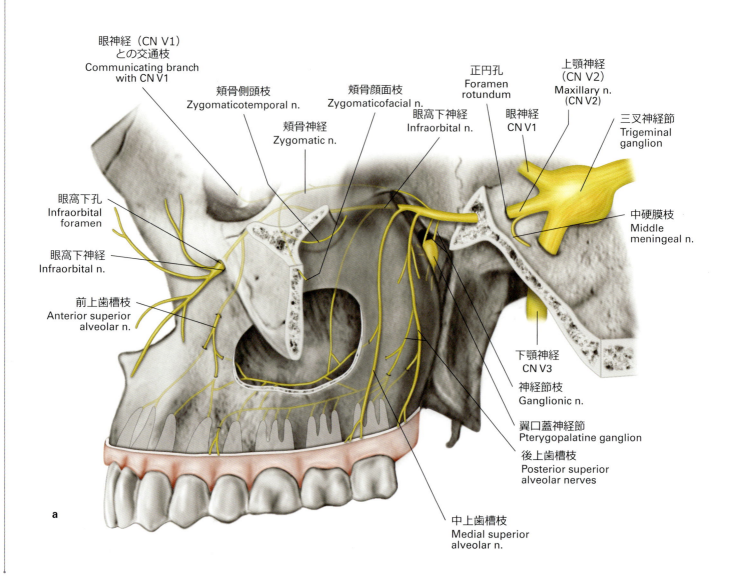

1章 三叉神経

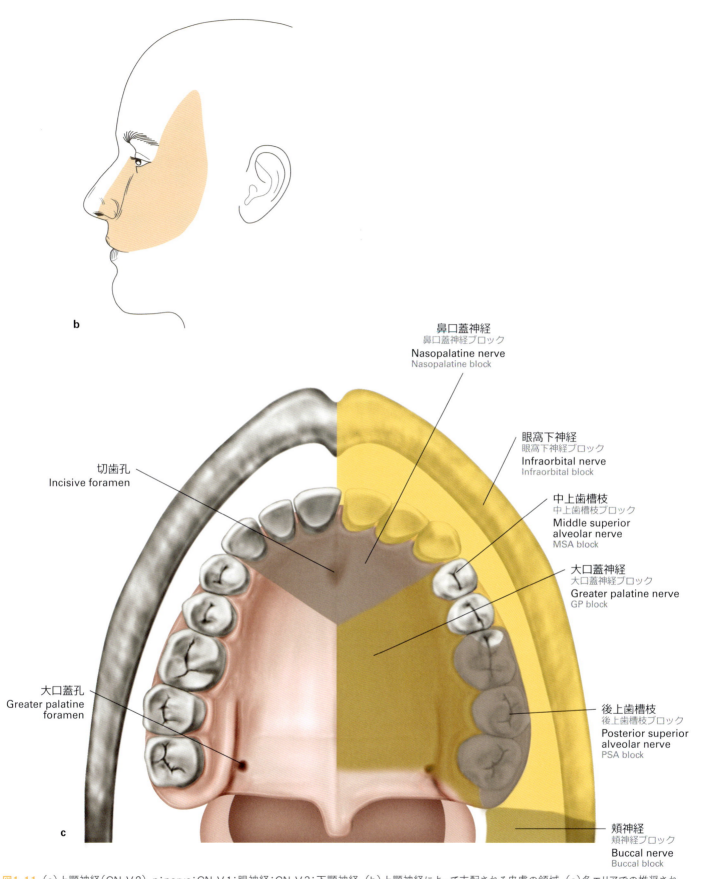

図1-11 （a）上顎神経（CN Ⅴ2）。n：nerve；CN Ⅴ1：眼神経；CN Ⅴ3：下顎神経。（b）上顎神経によって支配される皮膚の領域。（c）各エリアでの推奨される麻酔テクニックと上顎神経支配。

下顎神経（CN V3）

　下顎神経は（図1-12a）は三叉神経の第3枝で、三叉神経節から起きる。上顎神経および眼神経は感覚神経だが、下顎神経は他の2つの神経と異なり、感覚および運動枝をもつ。

　卵円孔を出た後、側頭下窩内における硬膜枝に分枝し、感覚神経として、耳介側頭神経、舌神経、下歯槽神経、頬神経へと分岐し、下顎の皮膚、下唇、側頭部、口腔内の大部分に分布する（図1-12b）。また、運動枝は、咀嚼筋（咬筋神経、深側頭神経、翼突筋神経）の神経支配をする。

　下歯槽神経は、顎舌骨筋と顎二腹筋前腹の運動神経の分枝後、下顎孔を通過して下顎に入り、下顎の歯に枝を出し、オトガイ孔を通過してオトガイ神経に分布する（第6章参照）。下歯槽神経が損傷すると、下歯槽神経とオトガイ神経の支配領域の感覚が変化する。三叉神経は他の脳神経との交通枝を認める。

1章 三叉神経

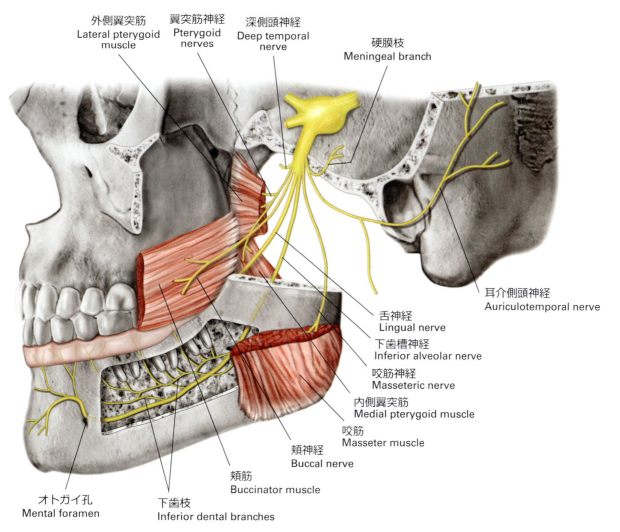

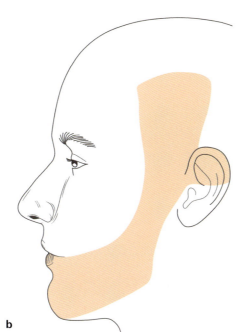

図1-12 （a）下顎神経。（b）下顎神経によって支配される皮膚の領域。

19

参考文献

1. Choi J, Park HS. The clinical anatomy of the maxillary artery in the pterygopalatine fossa. J Oral Maxillofac Surg 2003;61:72–78.
2. Li J, Xu X, Wang J, Jing X, Guo Q, Qiu Y. Endoscopic study for the pterygopalatine fossa anatomy: Via the middle nasal meatus-sphenopalatine foramen approach. J Craniofac Surg 2009;20:944–947.
3. Osawa S, Rhoton AL Jr, Seker A, Shimizu S, Fujii K, Kassam AB. Microsurgical and endoscopic anatomy of the vidian canal. Neurosurgery 2009;64(5 suppl 2):385–411.

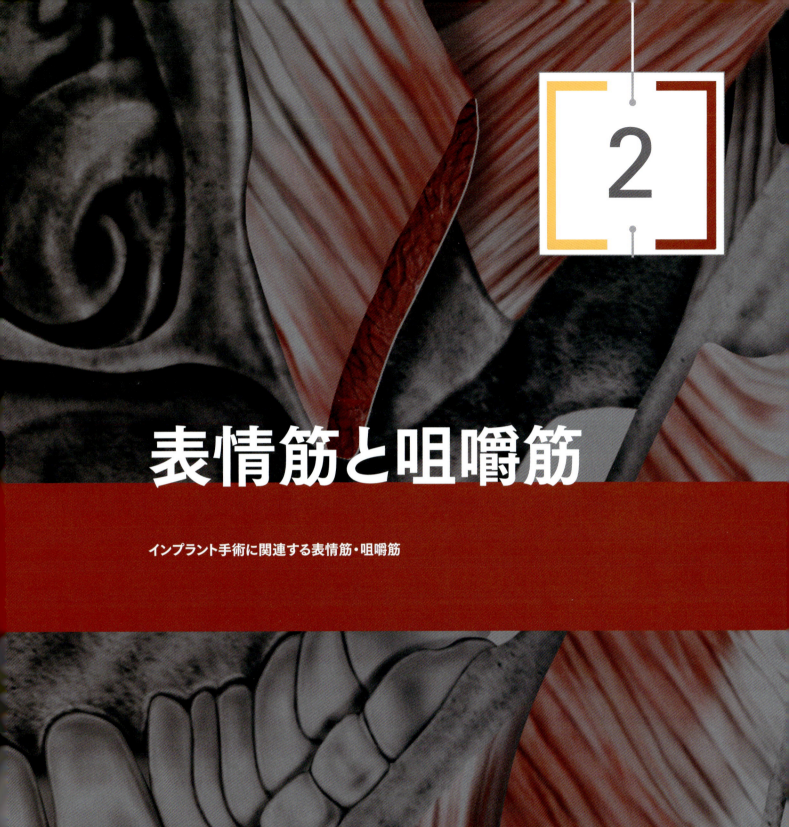

2

表情筋と咀嚼筋

インプラント手術に関連する表情筋・咀嚼筋

表情筋

表情筋は皮下組織内の対をなした筋肉である（表2-1、図2-1から図2-4）。そのほとんどが骨から起始して皮膚組織（まれには筋膜）で停止し、顔面神経（CN VII）の支配を受ける。

表2-1	表情筋			
筋肉	起始	停止	主な作用	神経支配
後頭前頭筋/前腹	冠状縫合付近の帽状腱膜	眉と額の皮膚および皮下組織	眉を上げる；額の皮膚にしわを作る	顔面神経の側頭枝
後頭前頭筋/後腹	後頭骨と側頭骨	冠状縫合付近の帽状腱膜	頭皮を後方へ引く	顔面神経の後耳介神経
耳介筋	前耳介筋：側頭筋膜	耳輪	耳介を前上方へ引く	顔面神経の側頭枝
	上耳介筋：側頭筋膜	耳輪	耳介を後上方へ引く	
	後耳介筋：帽状腱膜	耳介上部	耳介を挙上	
眼輪筋	眼窩内側縁	隣接した筋肉（後頭前頭筋、皺眉筋など）と眼瞼	閉眼	顔面神経の側頭枝、頬骨枝
	内側眼瞼靱帯、前・後涙嚢稜			
皺眉筋	眉弓より上方の骨	眼窩上縁（眉）より上方の皮膚	眼輪筋に沿って眉毛を内下方へ引く（目を細めている間）	顔面神経の側頭枝
鼻根筋	鼻骨下部の筋膜	眉間の皮膚	眉を内下方へ引く（眉をひそめている間）	顔面神経の側頭枝、頬骨枝
鼻筋	横部：上顎骨	鼻背の腱膜	鼻孔の圧迫	顔面神経の頬筋枝、頬骨枝
	翼部：上顎骨	鼻翼	鼻孔の拡張	
上唇鼻翼挙筋	上顎骨前頭突起	上唇と鼻翼の筋肉（上唇挙筋と口輪筋）	上唇の挙上 鼻孔を広げる	顔面神経の頬筋枝、頬骨枝

2章　表情筋

表2-1（続き）	表情筋			
筋肉	起始	停止	主な作用	神経支配
上唇挙筋	上顎骨部前頭突起 眼窩下縁	上唇の皮膚	上唇の挙上	顔面神経の 頬筋枝、頬骨枝
大頬骨筋	頬骨外側面後部	口角	口角の挙上と牽引	顔面神経の頬骨枝
小頬骨筋	頬骨外側面後部（大頬骨筋 起始より前内側方）	上唇の皮膚	上唇を上方に引く	顔面神経の頬骨枝
下唇下制筋	下顎骨（斜線前部）	下唇の皮膚	下唇の下後方牽引	顔面神経の下顎縁枝
口角下制筋	下顎骨（犬歯、小臼歯、第一 大臼歯の下部）	口角の皮膚と口輪筋	口角の内後方牽引	顔面神経の 頬筋枝、下顎縁枝
頬筋	上下顎臼歯部歯槽突起	口唇、口輪筋、口唇や頬の 粘膜下層	乳児の吸啜、咀嚼中口腔前 庭部に入り込んだ食塊を戻 す、口腔内からの空気の排 出などを助ける	顔面神経の頬筋枝
口輪筋	上下顎皮膚の深層面	口唇粘膜	閉口、口唇をすぼめる（口 笛、吸啜、キス時）	顔面神経の 頬筋枝、下顎縁枝
笑筋	咬筋の浅層の筋膜	口角の皮膚	笑う時や大きく微笑む時の、 口角の後方牽引	顔面神経の頬筋枝
オトガイ筋	下唇小帯	オトガイの皮膚	飲用時の下唇の挙上と前突	顔面神経の下顎縁枝
広頚筋	大胸筋上部と下頚部を覆 う皮膚	下顎下縁、下顎面と口角 の皮膚	下顔面と口のしわ形成（しか め面時）	顔面神経の頚枝

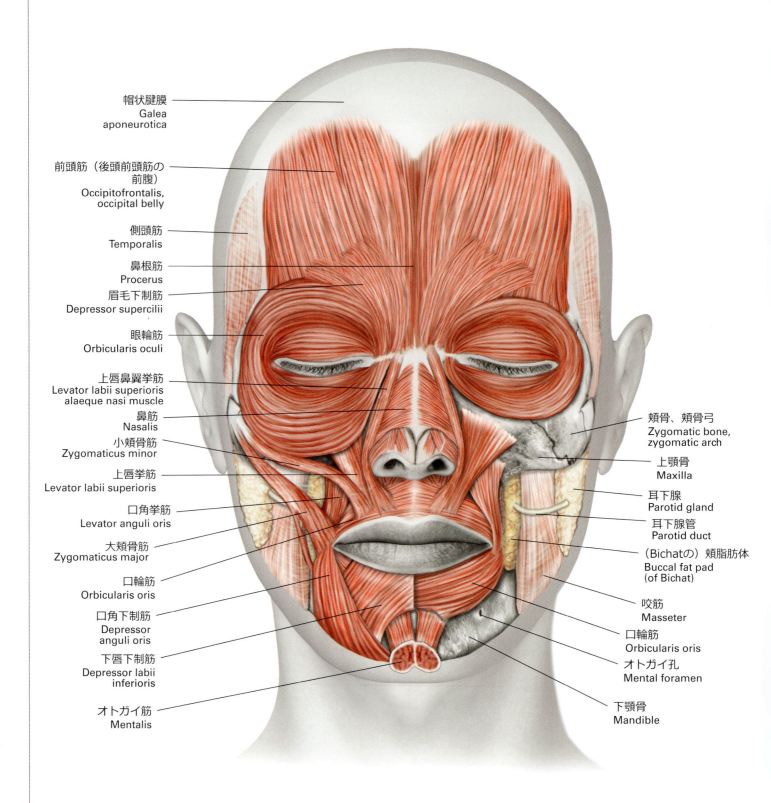

図2-1　表情筋。正面観。

2章　表情筋

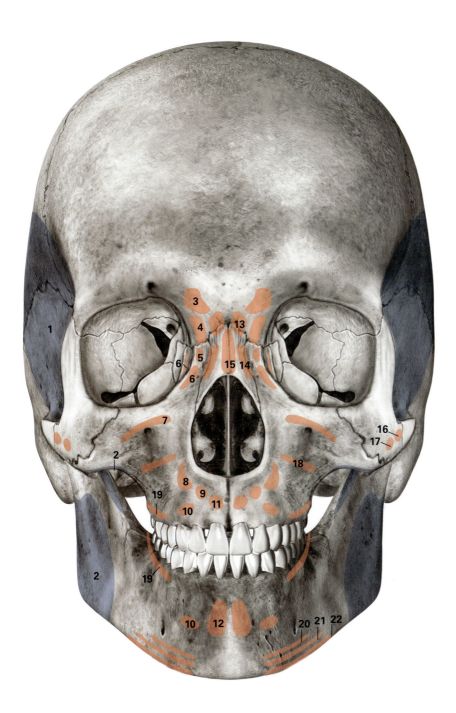

頭蓋骨筋付着部
Skull muscle attachments

1. 側頭筋
   Temporalis
2. 咬筋
   Masseter
3. 皺眉筋
   Corrugator supercilii
4. 眼輪筋の眼窩部
   Orbicularis oculi, orbital part
5. 眼輪筋の眼瞼部
   Orbicularis oculi, palpebral part
6. 眼輪筋の涙嚢部
   Orbicularis oculi, lacrimal part
7. 上唇挙筋
   Levator labii superioris
8. 鼻筋の横部
   Nasalis, transversal part
9. 鼻筋の翼部
   Nasalis, alar part
10. 口輪筋
    Orbicularis oris
11. 鼻中隔下制筋
    Depressor septi nasi
12. オトガイ筋
    Mentalis
13. 眉毛下制筋
    Depressor supercilii
14. 上唇鼻翼挙筋
    Levator labii superioris alaeque nasi
15. 鼻根筋
    Procerus
16. 大頬骨筋
    Zygomaticus major
17. 小頬骨筋
    Zygomaticus minor
18. 口角挙筋
    Levator anguli oris
19. 頬筋
    Buccinator
20. 下唇下制筋
    Depressor labii inferioris
21. 口角下制筋
    Depressor anguli oris
22. 広頸筋
    Platysma

図2-2　表情筋（赤）と咀嚼筋（青）の付着部位。正面観。

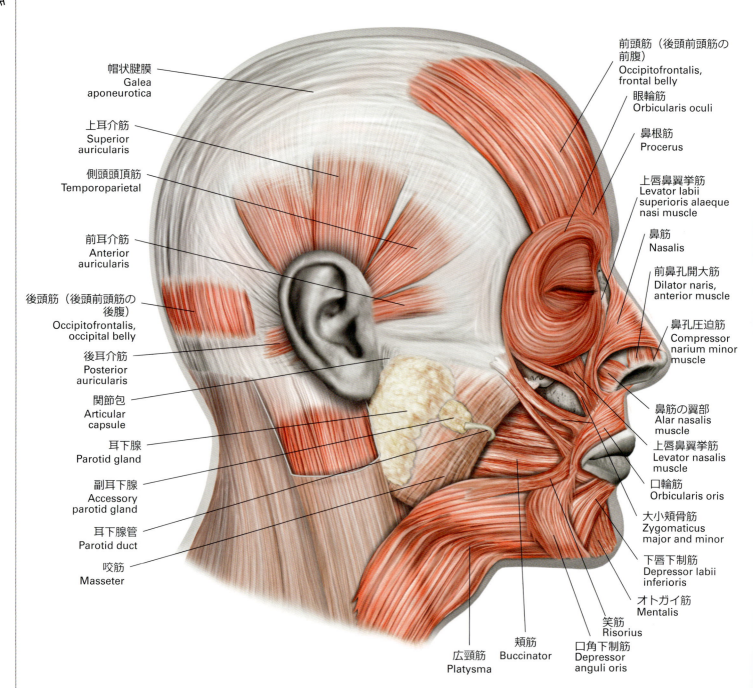

図2-3 表情筋。側面観。

2章　表情筋

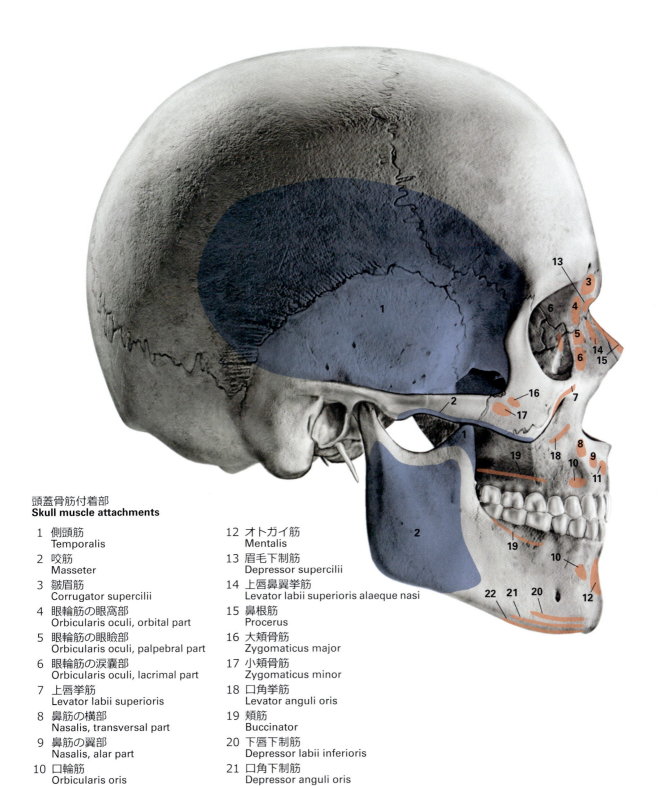

頭蓋骨筋付着部
Skull muscle attachments

1. 側頭筋
   Temporalis
2. 咬筋
   Masseter
3. 皺眉筋
   Corrugator supercilii
4. 眼輪筋の眼窩部
   Orbicularis oculi, orbital part
5. 眼輪筋の眼瞼部
   Orbicularis oculi, palpebral part
6. 眼輪筋の涙嚢部
   Orbicularis oculi, lacrimal part
7. 上唇挙筋
   Levator labii superioris
8. 鼻筋の横部
   Nasalis, transversal part
9. 鼻筋の翼部
   Nasalis, alar part
10. 口輪筋
    Orbicularis oris
11. 鼻中隔下制筋
    Depressor septi nasi
12. オトガイ筋
    Mentalis
13. 眉毛下制筋
    Depressor supercilii
14. 上唇鼻翼挙筋
    Levator labii superioris alaeque nasi
15. 鼻根筋
    Procerus
16. 大頬骨筋
    Zygomaticus major
17. 小頬骨筋
    Zygomaticus minor
18. 口角挙筋
    Levator anguli oris
19. 頬筋
    Buccinator
20. 下唇下制筋
    Depressor labii inferioris
21. 口角下制筋
    Depressor anguli oris
22. 広頸筋
    Platysma

図2-4　表情筋（赤）と咀嚼筋（青）の付着部。側面観。

27

咀嚼筋

咀嚼筋は顔面の耳下腺と側頭窩下領域に位置する(表2-2、図2-5から図2-10;および図2-2と図2-4参照)。それらはすべて三叉神経の枝の下顎神経(CN V3)に支配される。

表2-2	咀嚼筋			
筋肉	起始	停止	主な作用	神経支配
咬筋(浅部)	頬骨の上顎突起と頬骨弓前部の外側面	下顎枝外側面下部	下顎の挙上 下顎の前突、後退、左右運動の補助	咬筋神経 (CN V3)
咬筋(中部)	頬骨弓前部の中部	下顎枝外側面中部		
咬筋(深部)	頬骨弓後部の深部	下顎枝外側面上部と下顎骨筋突起下部		
側頭筋(表層部)	側頭筋膜	下顎骨筋突起	前方線維は下顎を挙上し、後方線維は下顎を後退させる;片側のみ作用時咀嚼時の側方運動を誘引する	深側頭神経 (CN V3)
側頭筋(深部)	側頭窩			
外側翼突筋(上頭)	蝶形骨大翼の側頭下稜	下顎(翼突筋窩)と顎関節(関節円板)	片側のみ作用時咀嚼時の側方運動を誘引;両側作用時下顎が前方に動く	外側翼突筋神経 (CN V3)
外側翼突筋(下頭)	蝶形骨翼状突起の外側板の外側面	下顎骨(翼突筋窩と関節突起)		
内側翼突筋(浅頭)	上顎結節と口蓋骨錐体突起	下顎角内側面の翼突筋粗面	下顎骨の挙上	内側翼突筋神経 (CN V3)
内側翼突筋(深頭)	蝶形骨翼状突起の外側板の内側面と翼突窩			

2章 咀嚼筋

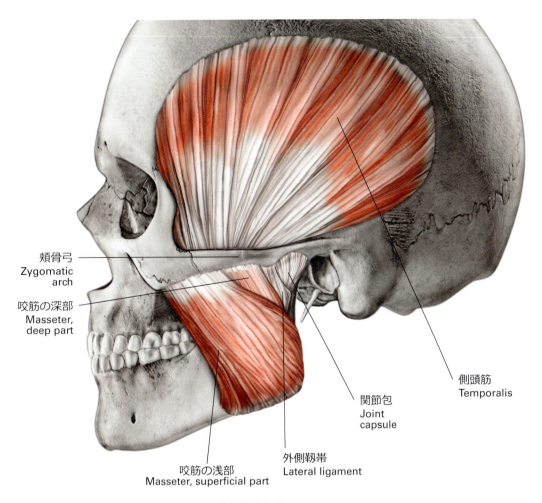

図2-5　咬筋付着部位。側面観。

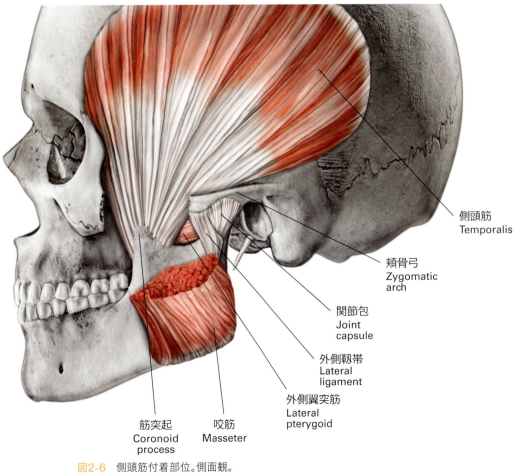

図2-6　側頭筋付着部位。側面観。

29

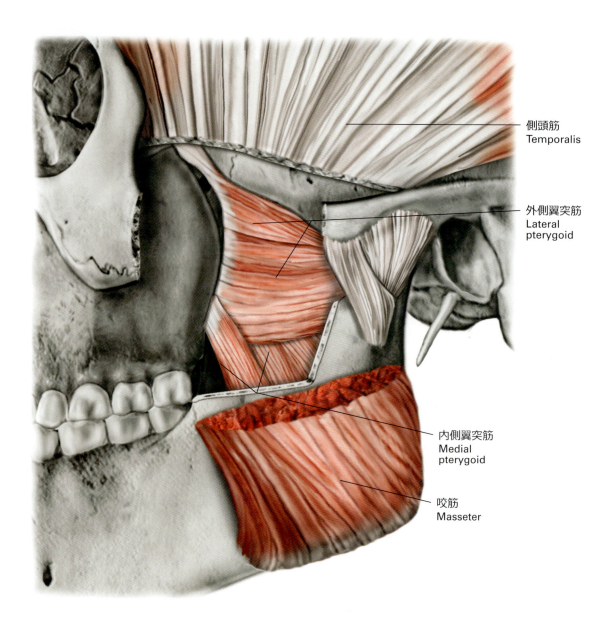

図2-7　外側翼突筋付着部位。側面観。

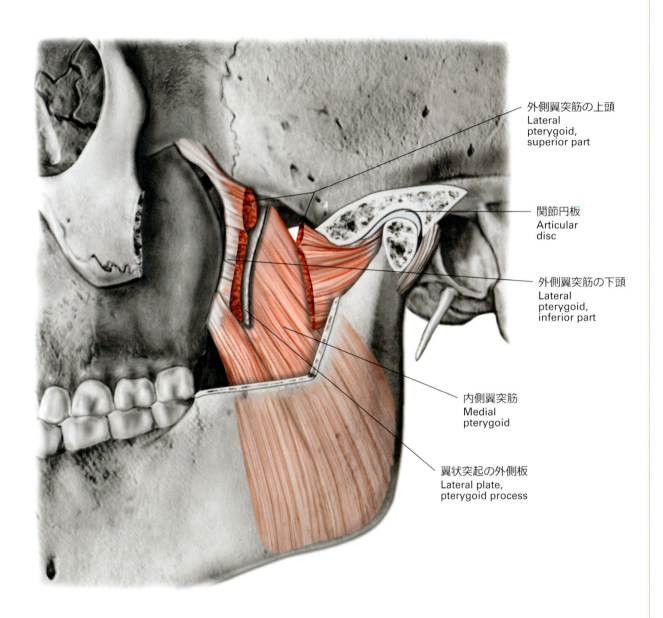

図2-8　内側翼突筋付着部位。側面観。

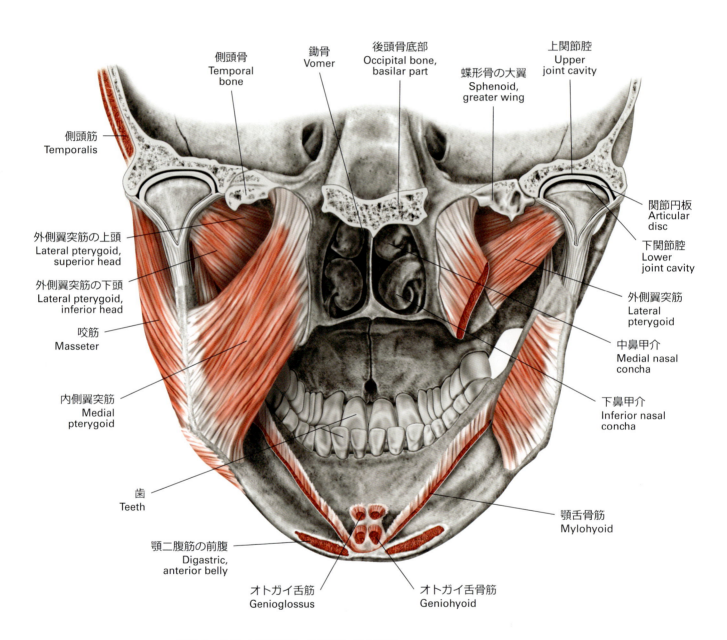

図2-9　外側・内側翼突筋の付着部位。後方面観。

2章 咀嚼筋

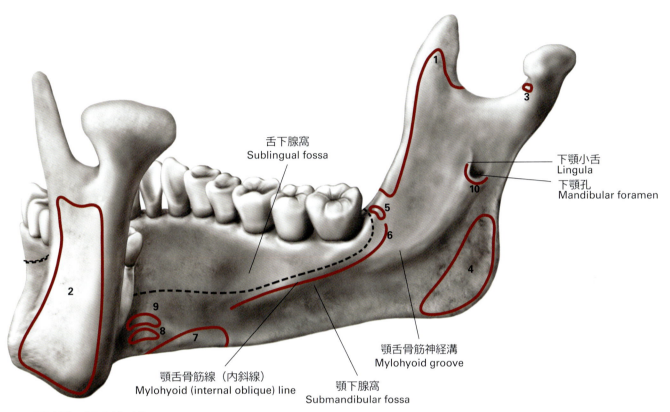

下顎骨筋付着 （後方側面観）
Mandibular muscle attachments (posterolateral view)

1 側頭筋
 Temporalis
2 咬筋
 Masseter
3 外側翼突筋
 Lateral pterygoid
4 内側翼突筋
 Medial pterygoid
5 翼突下顎縫線、上咽頭収縮筋
 Pterygomandibular raphe and superior constrictor
6 顎舌骨筋
 Mylohyoid
7 顎二腹筋の前腹
 Anterior belly of digastric muscle
8 オトガイ舌骨筋
 Geniohyoid
9 オトガイ舌筋
 Genioglossus
10 蝶下顎靱帯
 Sphenomandibular ligament

図2-10　下顎骨内面の筋付着部位。点線は口腔粘膜の付着域を示す。

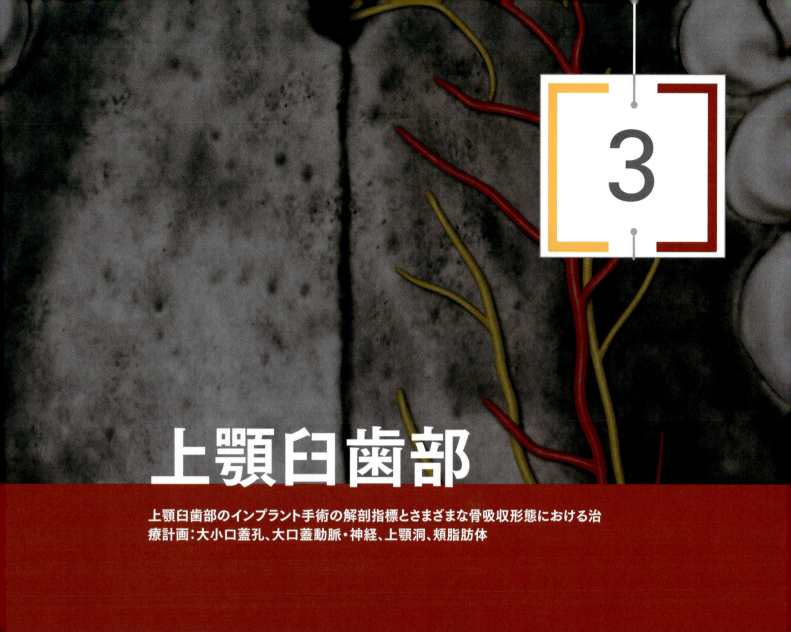

3

上顎臼歯部

上顎臼歯部のインプラント手術の解剖指標とさまざまな骨吸収形態における治療計画：大小口蓋孔、大口蓋動脈・神経、上顎洞、頬脂肪体

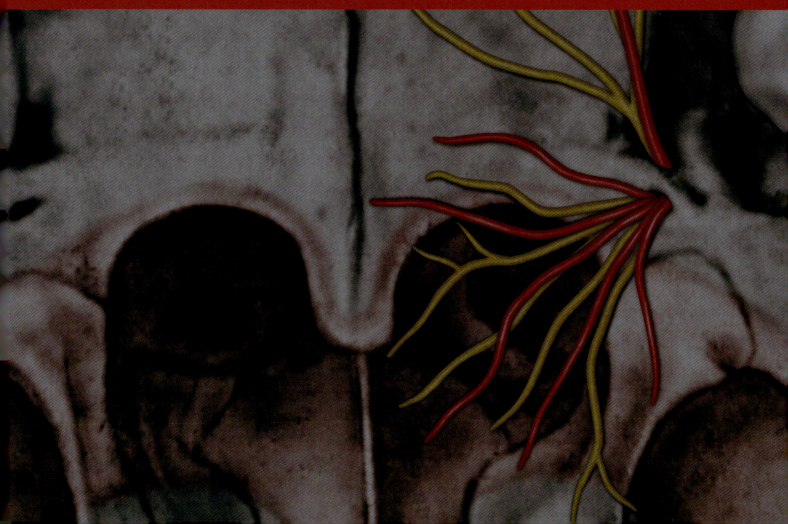

大口蓋孔および小口蓋孔

顎動脈と神経は翼上顎裂に入り、鼻底上方約16.6mmに位置する翼口蓋窩に達し、後上歯槽動脈、眼窩下動脈、下行口蓋動脈へと分岐する。眼窩下動脈は眼窩下孔を出た後、前上歯槽動脈に分岐する。下行口蓋動脈は翼口蓋窩内をわずかに進み、大口蓋管に入る。その後、大口蓋管の中を下前方やや内側に約10mmほど進み、大口蓋孔から出た後にまず前方に走行し、第三大臼歯の遠心対側に、第二、第三大臼歯間の部位に向かう。大口蓋管内で、軟口蓋や扁桃腺に血液供給する小口蓋動脈へ分岐する（図3-1）。

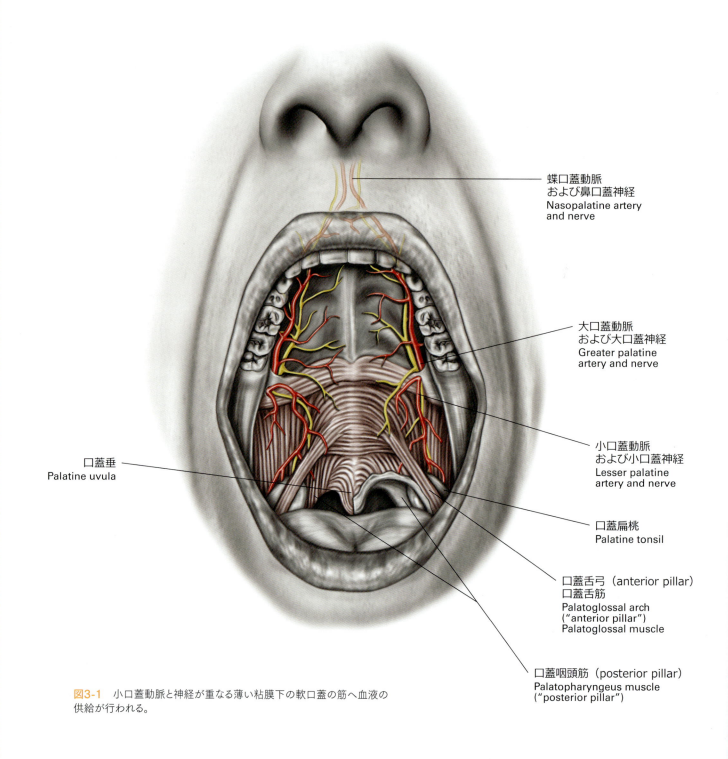

図3-1　小口蓋動脈と神経が重なる薄い粘膜下の軟口蓋の筋へ血液の供給が行われる。

3章　大口蓋孔および小口蓋孔

　通常、頭蓋は左右対称性を示し、大口蓋孔から正中矢状縫合および口蓋後縁までの距離の平均値は多くの研究[1-4]で報告されているが、大口蓋孔の位置は一定でなく、これらの値を個々の患者に適用することはできない。そのため、術前の三次元CTスキャンによる画像検査は、この部位における麻酔や歯肉弁剥離に必要となる大口蓋孔の正確な位置の特定を可能とする(図3-2)。

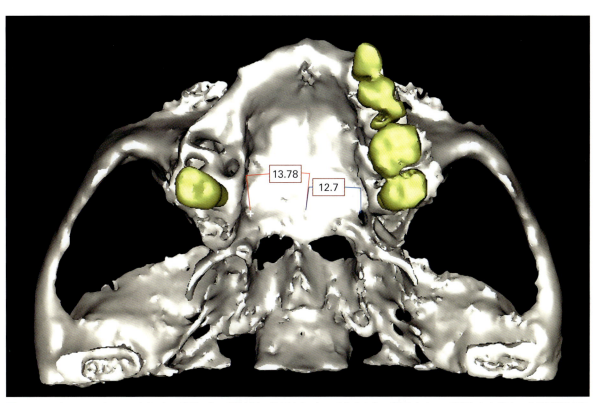

図3-2　三次元CTスキャンにより、大口蓋孔、大口蓋神経の位置ならびに、それらから口蓋正中までの距離、大臼歯との位置関係が示されている。

37

大口蓋動脈および大口蓋神経

　大口蓋孔を出た後、大口蓋動脈と大口蓋神経は硬口蓋上を切歯孔に向かって走行し、切歯孔から鼻腔に入り、蝶口蓋動脈と鼻中隔で吻合する（図3-3）。顎動脈の終枝の蝶口蓋動脈は蝶口蓋孔を通過し、鼻腔外壁および鼻中隔に血液を供給する（4章を参照）。蝶口蓋動脈は外側後鼻枝および中隔後鼻枝に分岐し、鼻腔蓋でそれらが交差して鼻腔外壁および鼻中隔に到達する。

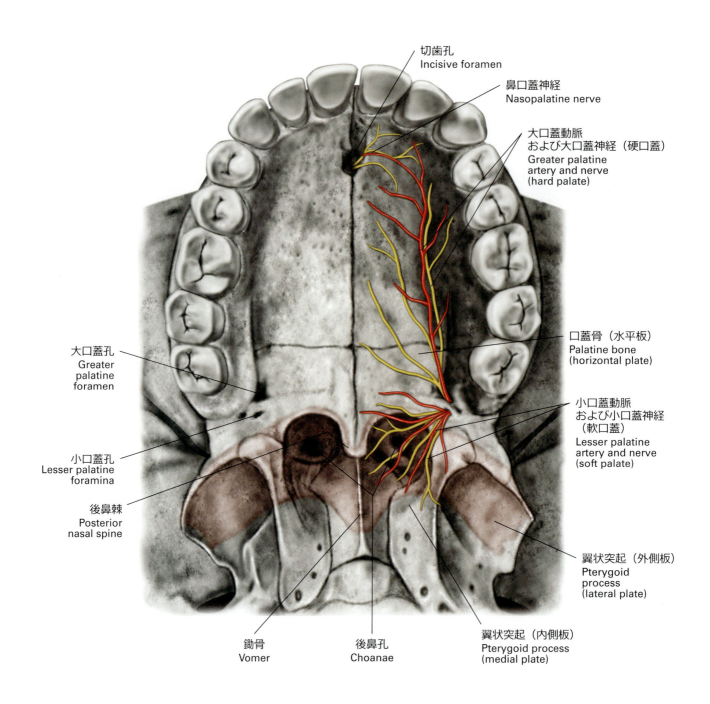

図3-3　大口蓋動脈および大動脈神経の硬口蓋上における走行。

3章　大口蓋動脈および大口蓋神経

口腔手術時の重要点

　大口蓋動脈の近接部位で歯肉弁の剥離翻転時（結合組織移植片の採取[5-7]や口腔上顎洞瘻の閉鎖術など）の、動脈損傷やそれによる軟組織の壊死の回避には、大口蓋動脈からの安全域を確保して、骨膜剥離子の先端を常に骨に当てた状態にする。安全に採取される移植片の最大寸法は、口蓋アーチの解剖学的な大きさと形態により決定される。Reiserら[8]の研究によると、大口蓋神経血管束は、深い口蓋では歯肉縁から17mm、中程度の口蓋では12mm、浅い口蓋で7mmの位置に存在する（図3-4）。また、大口蓋神経血管束は、口蓋アーチの垂直壁と水平壁の境界付近に存在し、歯周病に罹患していない多くの患者では、8mmの高さの範囲まで結合組織移植片の採取が可能となる[9]。

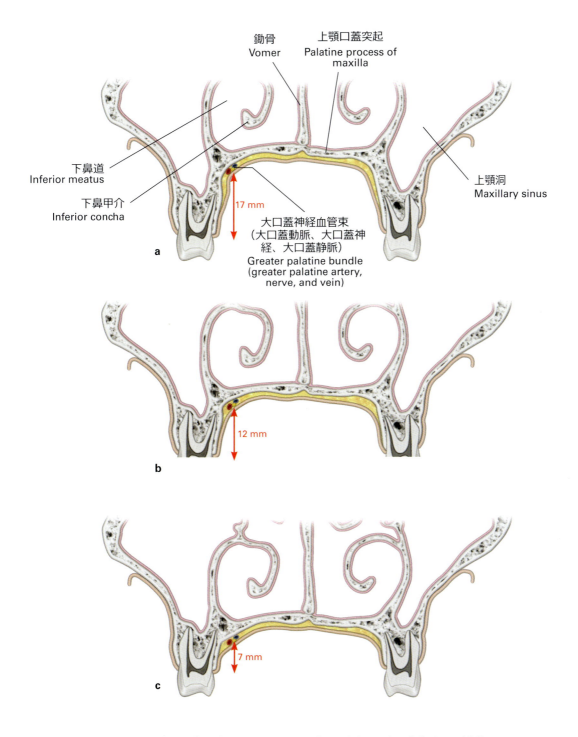

図3-4　（a〜c）本文で述べた、硬口蓋上に存在する大口蓋動脈および大動脈神経から遊離歯肉辺縁までの距離。

図3-5に口蓋から結合組織移植片を採取する術式を示す。結合組織移植における推奨される供給部位は、犬歯の遠心部から第一大臼歯の遠心部である。術前に、3〜4mmの十分な厚みの移植片が採取できるか否かの確認を行うことは、移植後の組織壊死の回避に重要となる（図3-5a）。

　まず、部分層弁によるストレートな一次切開を15cのメスで行う。切開は歯肉縁より5mmの位置とし、適切な治癒を確実にするために一次フラップの厚みは1.5mmより薄くならないようにする。二次切開は、一次切開線から1〜2mm歯冠側寄りに骨に向かって入れる（図3-5b）。さらに、縦切開を5〜10mmの長さで近遠心的に行う。水平および縦切開の長さは、必要とされる移植片の長さと幅、ならびに供給部位の大きさによって決定される（図3-4参照）。一次フラップの端をティッシュプライヤーで挙上し、口蓋の結合組織層を露出させる。フラップを穿通しないように口蓋組織と平行に、メスを口蓋の中央部に向かって進める（図3-5c）。さらに15cのメスを用いて結合組織の基底部を骨面から切離し（図3-5e）、小さな骨膜剥離子を用いて全層弁による骨膜結合組織移植片の剥離をていねいに行う（図3-5d）。移植片の断端に1〜2mmの上皮が残るが、受容部位に合わせて形を修正する（図3-5f）。最後に供給部位と受容部位を縫合する。

3章　大口蓋動脈および大口蓋神経

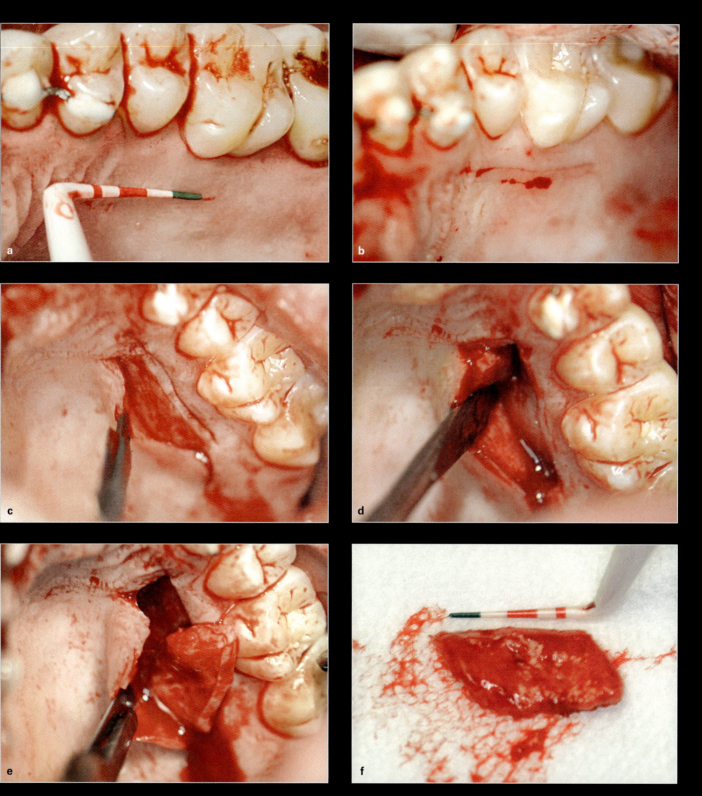

図3-5　口蓋からの結合組織移植片採取の術式。(a)供給側に必要とされる結合組織移植片の大きさを考慮し、採取部位を決定。(b)部分層弁によるストレートな切開を歯肉縁から5mmの位置に行い、その一次切開から1〜2mm歯冠側に骨に達する切開。(c)一次フラップをティッシュプライヤーで把持したまま、メスを口蓋の中央部に向かって、口蓋軟組織に平行に進める。(d)全層弁による骨膜結合組織移植片を骨から剥離。(e)結合組織移植片の基底部に切開を行い、骨から切離。(f)移植片が適合するように形態を修正。

上顎洞

発達

　前頭洞、篩骨洞、蝶形骨洞、上顎洞の4対の副鼻腔が存在する（図3-6）。これらのうち、上顎洞はインプラント治療の術者にもっとも重要となる。

　発生学的には、まず上顎洞が妊娠10週頃から形成される[10]。妊娠5ヵ月までに空洞は上顎骨に向かって拡大し、出生時に含気化する。乳児の上顎洞は約8×4×4mmの大きさで、生後1年間にその空洞は急速に拡大し、一般的に生後12ヵ月頃には眼窩下神経付近まで側方に拡張する。上顎洞は引き続き幼年期を通じて成長し、12〜14歳頃までに成人の大きさに達する[11]。乳歯および永久歯の萌出時期、ならびに上顎歯槽突起の成長期に、上顎洞はさらに急速に拡大する[12]。

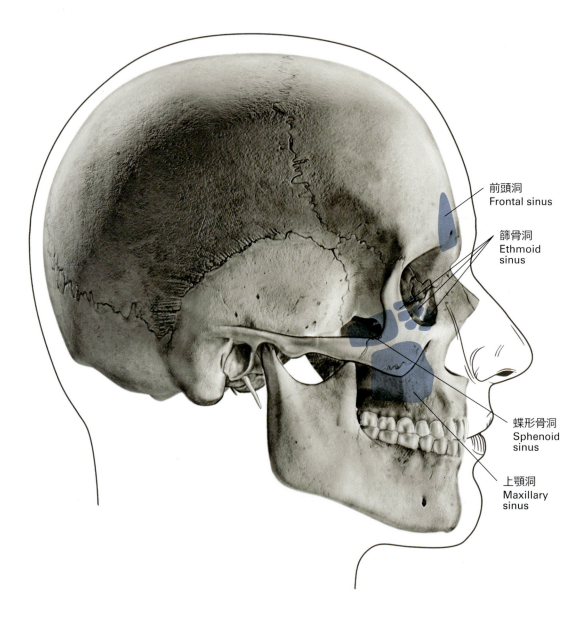

図3-6a　4対の副鼻腔の側方面観。

3章　上顎洞

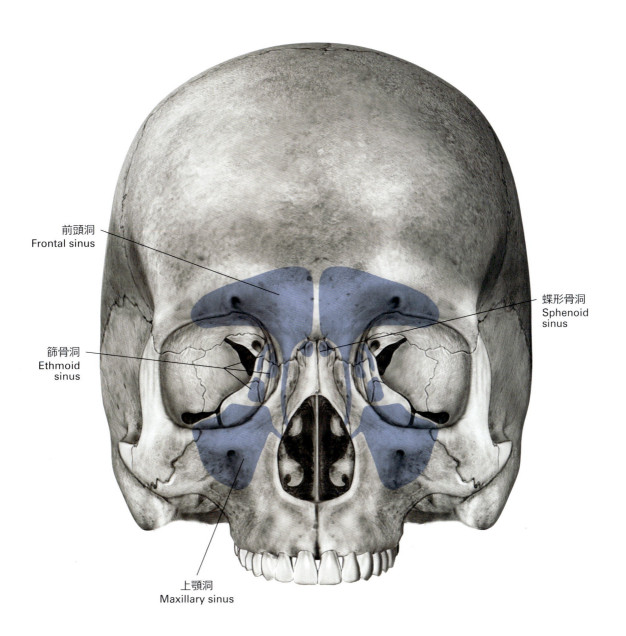

図3-6b　4対の副鼻腔の正面観。

43

小児期には、上顎洞底から上顎歯の根尖まではかなり距離がある。通常、12歳までに、上顎洞底は鼻腔底と同じ高さになる。第三大臼歯萌出や上顎大臼歯抜歯もしくは喪失などの歯の事象と関連して、多くの場合上顎洞のさらなる下方拡大が起こる(図3-7)[13]。

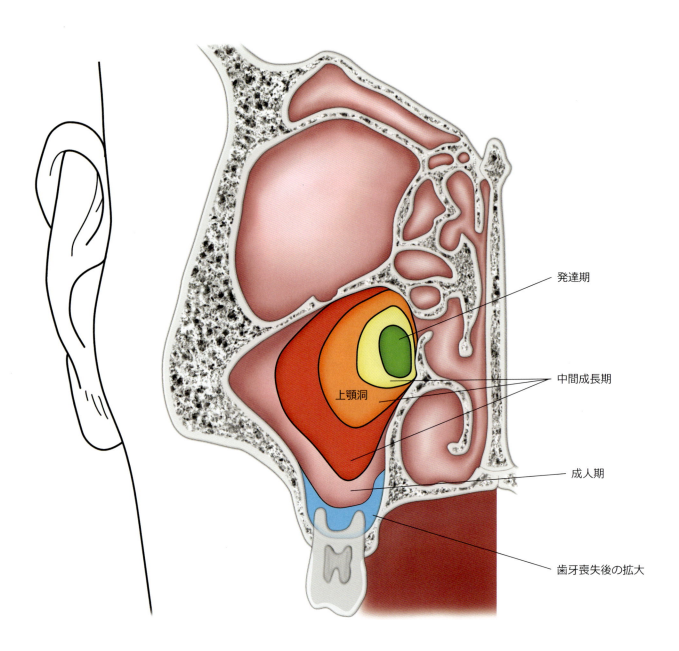

図3-7　上顎洞の発達過程。

上顎洞のさらなる下方への含気性拡大により、歯槽骨高径の著しい減少が生じ、結果としてインプラントを支持する骨が喪失する（図3-8）[11]。通常、切歯の歯根は上顎洞に近接しないが、上顎小臼歯および大臼歯の歯根は、上顎洞底直下に位置する。これらのうち第二大臼歯の歯根がもっとも上顎洞に近接し、第一大臼歯、第三大臼歯がそれに次ぐ[14]。

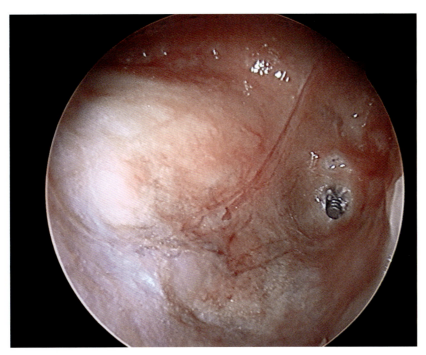

図3-8　内視鏡により観察されたインプラントの上顎洞穿孔。

骨構造

成人の上顎洞はピラミッドを側方から見たような形状を示し、平均にして幅3cm、深さ3.75cm、高さ2cm[15]、体積は平均およそ15〜20mL[16]である。鼻と交通する上顎洞内側は同時に鼻の側壁も形成している。この内壁（図3-9）には不完全な骨形成領域が含まれ、副口と呼ばれる鼻と上顎洞の交通が存在するが、その生理学的意義は乏しい。上顎洞の自然孔（図3-10）は平均直径2.4mmで1〜17mmの幅があるとされる[15]。開口部は下鼻甲介より上部、中鼻甲介より下部の隙間である中鼻道にあり、上顎洞では内側壁の上方に位置する。

後壁は側頭下窩と翼口蓋窩から上顎洞を隔てる。側壁は頬骨によって形成され、前壁は犬歯

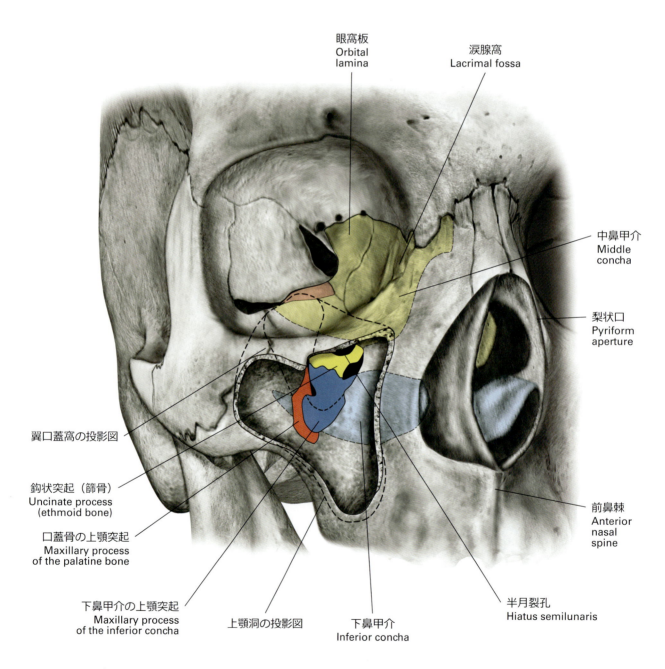

図3-9 上顎洞内からみた骨構造。乾燥骨では、鼻腔から上顎洞内にかけて大きく不規則な2つの開口部があり、これらは鉤状突起によって隔てられる。この開口部は、生体では軟組織で覆われる（自然孔は除く）。

窩と眼窩下孔を含む（三叉神経第2枝、すなわち上顎神経はこれを通って顔の軟組織へ通じている）。上顎洞上壁は眼窩底でもあり、その部位は眼窩下管を含み、上顎神経（V2）が後方から前方へ眼窩下孔に至るまで走行する。上顎洞の最大14％で、この神経は骨から離れて存在する[17]。上顎洞上壁はその位置が高いという理由から術者にとって懸念材料となることは稀だ。上顎洞底は硬口蓋、歯槽および上顎歯より構成され、鼻腔底より1〜10mm下方に存在する。

　稀ではあるが上顎洞底の重要な解剖学的変化に上顎洞形成不全がある。この形成不全は健常人よりはるかに腔が小さく、下壁、側壁が厚いという特徴をもつ。病因は不明であるが、骨吸収不全や上顎洞への通気が不完全であることと関連していると言われ[18]、幼少時の顔面外傷の既往があることも珍しくない。

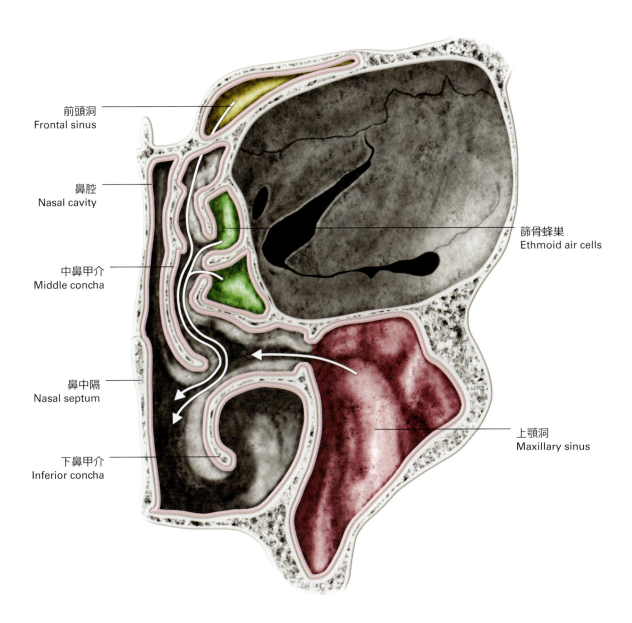

図3-10　上顎洞口から鼻腔へ。

排液

鼻腔は下鼻、中鼻、上鼻甲介によって3つの大きな空間に分けられ、鼻道を形成する（図3-11）。鼻涙管は下鼻甲介下にある下鼻道へ排液する唯一の構造である（図3-12）。

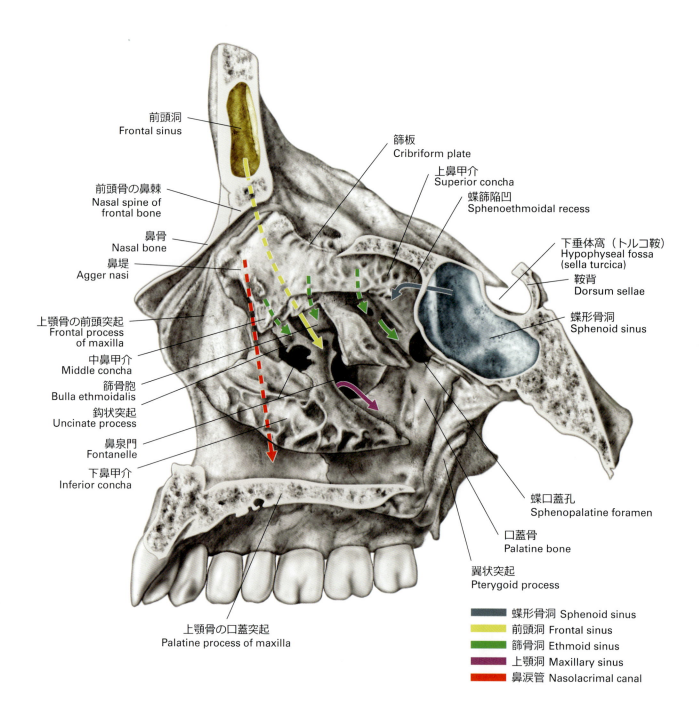

図3-11　上顎洞内側を構成する骨構造。後篩骨蜂巣から上鼻道、上顎洞口から中鼻道への排液パターンを示すために、上鼻甲介と一部の中鼻甲介は省略されている。

3章　上顎洞

　前頭洞と上顎洞にある小孔は篩骨漏斗として知られる中鼻道の溝へ連絡する。前、中篩骨蜂巣も同様に中鼻道へ開口し、後篩骨蜂巣は上鼻甲介と中鼻甲介の間にある上鼻道へと排出していく。また、蝶形骨洞は上鼻甲介のすぐ後方の蝶篩陥凹へ排出する。

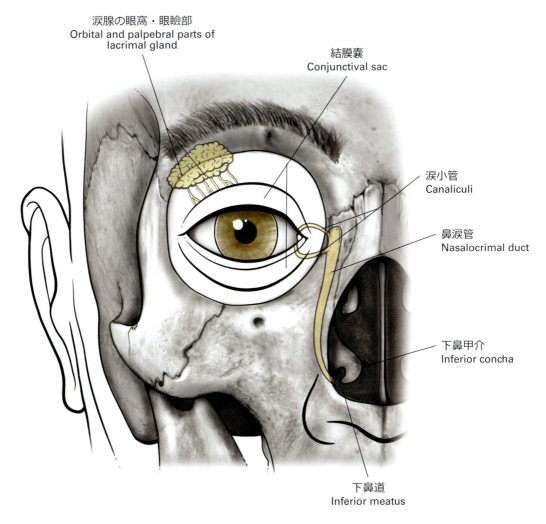

図3-12　鼻側壁に向かう涙管構造との関係。

神経支配と血液供給

　上顎洞の感覚神経は、上顎神経の枝（後、中、前上歯槽枝、および眼窩下神経）を介して、自律神経は翼口蓋神経の枝を介して支配している。

　上顎洞の血管供給は顎動脈の枝（主に眼窩下、後上歯槽動脈だけでなく、外側後鼻枝と蝶口蓋動脈という洞粘膜中央領域を栄養する枝）を介した外頸動脈循環から成立する。

　後上歯槽動脈ならびに眼窩下動脈の終枝の骨外血管吻合の可能性への言及も重要となり、この吻合は歯槽縁から23～26mmの高さを走行し、上顎洞への骨移植におけるフラップ挙上時に出血をきたしうる（図3-13, 3-14）。

　一方、骨内血管吻合は歯槽縁から19～20mmの距離では常に存在、走行している（図3-15）。上顎洞側方開窓術時、骨切り線内に吻合が存在する場合の遭遇は避けられないが、これは重要ではなく、電気的止血凝固はせず、むしろ無視するか、軽度の圧迫を加えながら止血材を適用する。

　上顎洞からの静脈還流は顔面静脈、蝶口蓋静脈、翼突筋静脈叢によって行われる。

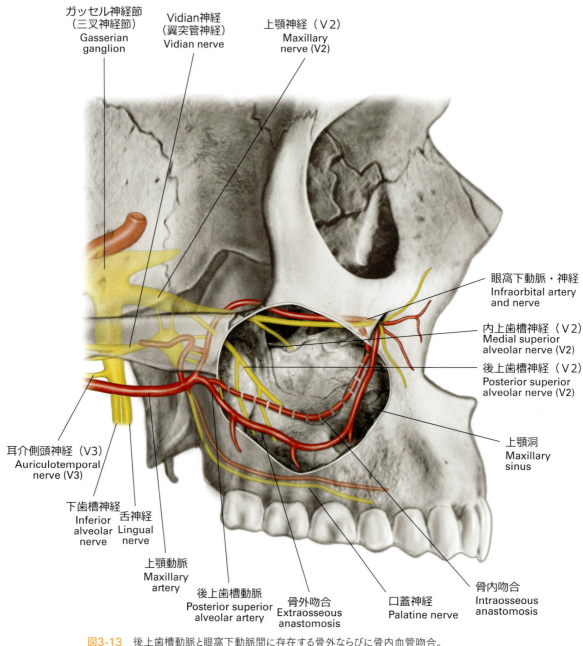

図3-13　後上歯槽動脈と眼窩下動脈間に存在する骨外ならびに骨内血管吻合。

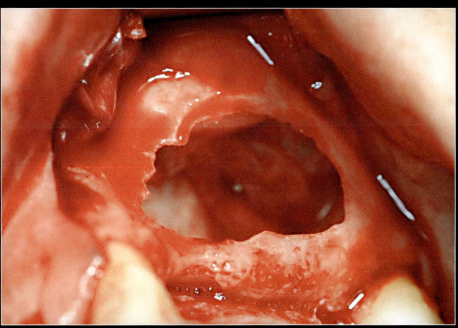

図3-14 後上歯槽動脈と眼窩下動脈間に存在する骨外吻合の損傷により生じた出血。

上顎洞粘膜

　上顎洞の生理機能はその微小解剖構造と密接に関係している。上顎洞粘膜（シュナイダー膜）は呼吸器粘膜で構成される。表層は線毛ないし無線毛円柱細胞、基底細胞、杯細胞より構成され、基底膜と血管を含む粘膜固有層、腺層、骨膜層は重層円柱上皮から成り立つ（図3-16）。杯細胞は微細なほこりと外気粒子を捕捉する粘液を産生し、粘膜自体や吸気を湿潤させるはたらきをもつ。線毛円柱上皮は上顎洞で産生された分泌物を上顎洞口へ輸送する。咽頭鼻部の前部は線毛円柱上皮から成る。

　洞縁は健康であれば0.2～0.8mm厚（慢性炎症でもないかぎり、CT画像上で認めることは不可能である）で、比較的薄い基底膜がある。上顎洞を覆っているのは、二つの分泌層である。内膜（ゾル）は薄く漿液性で、タンパク質、免疫グロブリン、補体が豊富である。表層（ゲル）はより薄いゾル層に浮いている粘稠性粘膜である。上顎洞に配列している細胞の線毛はゾル層へ伸び、ゲル層を一定方向に動かし、表層に存在している物質を3～25mm/分の速さで上顎洞口へと排出する[20]。この輸送能力は分泌物やほこりのようなきわめて小さい異物に限られ、残存歯根のような比較的大きい物体は線毛では排除されない。粘液は上顎洞底の下部や側方部から始まり、上、中洞口に流れて放射状パターンを作る（図3-17）。このようなシステムによって、正常に機能している上顎洞はきわめて無菌に近い。

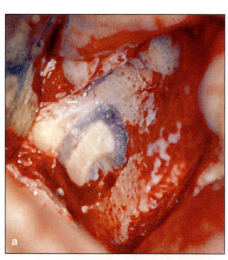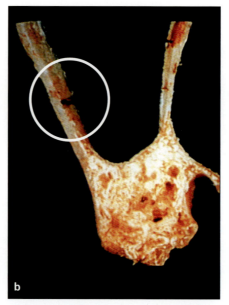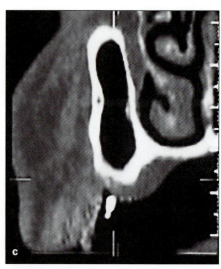

図3-15　(a)後上歯槽動脈と眼窩下動脈間での骨内血管吻合部損傷による出血。(b)屍体解剖での後上歯槽動脈と眼窩下動脈間での骨内血管吻合。(c)CT画像における後上歯槽動脈と眼窩下動脈間での骨内血管吻合（図3-15bと図3-15cはTestoriら[19]の承諾を得て転載）。

3章　上顎洞

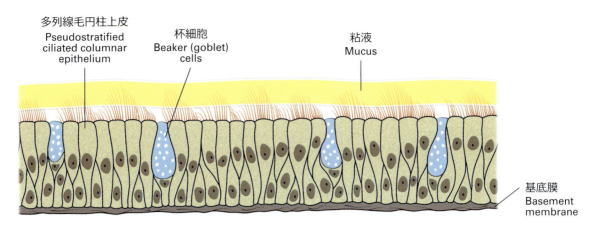

図3-16　上顎洞粘膜の構成。

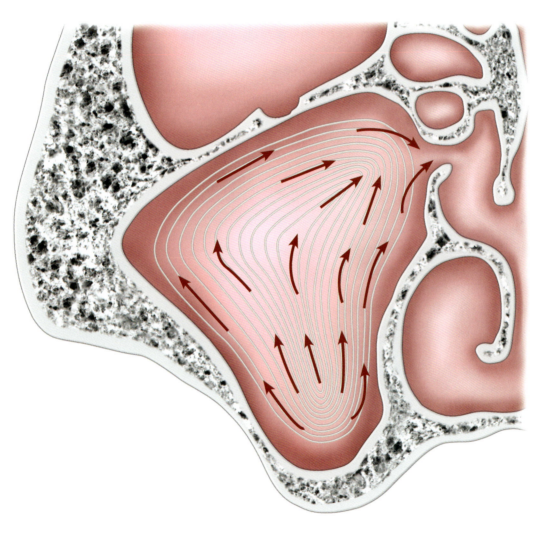

図3-17　上顎洞粘膜内における粘液排出方向。

上顎洞隔壁

一般的に骨性隔壁は上顎洞を部分的に2つ以上の区画に仕切り、骨洞含気化のさまざまな段階で形成促進される。歯牙喪失後に始まる上顎洞の含気化は、上顎洞粘膜での破骨細胞の活動によって生じる基底骨の喪失に起因するとされる。隔壁は解剖学者のUnderwood[21]によって1910年に初めて記述され、その形態は上顎洞下壁、側壁から始まり、上顎洞尖縁境界に沿って鋭角に停止する逆ゴシックアーチ様と描写された[22]。しかし実際の形態、大きさ、位置はさまざまで、上顎洞は部分垂直隔壁、部分水平隔壁、完全垂直隔壁によって完全に隔離されているなど、多様な上顎洞隔壁が文献記載されている。

上顎洞隔壁の発生率

Velasquez-Plataら[23]は156名（312の上顎洞）のうち、33%（24%）に隔壁が存在していたと報告した。Kimら[24]は100名（200の上顎洞）について調査したところ、26.5%にあたる53の上顎洞で単数ないし複数の隔壁を認めたとしている。Ulmら[25]の報告では無歯顎症例において、その32%に隔壁が存在していた。上顎洞隔壁は上顎洞底の前方・中央・後方部から起始するが、もっとも多かったのは中央部1/3であった[23, 24]。

インプラントにおける外科的重要性

上顎洞壁の存在により、側壁の骨窓形成は困難となり、洞粘膜挙上時の穿孔リスクを増す。このため、術前CT撮影によりこの隔壁状況の把握が重要となる。パノラマやWaters法を用いた一般X線撮影では隔壁は正確に描出されず、誤診を行う可能性がある。上顎洞移植術では、隔壁を残すために2つ骨窓を形成し、細く曲がった止血鉗子やKerrison鉗子によって隔壁の除去を行うこともある。

Underwood隔壁

Underwood隔壁とは、小臼歯と大臼歯の根尖領域の範囲に限局した骨性隆起を指す（図3-18）。これらは31%〜48%の頻度で出現し[23-25]、先天性（すなわち上顎骨発生時から）もしくは後天性（すなわち歯牙喪失や残存隔壁間骨が原因）のいずれかで出現する。先天性・後天性にかかわらず、歯牙喪失や含気化は隔壁の高さや大きさに影響することもある[26]。上顎洞への移植時には、これらの隔壁は術野を妨げ、自家骨や骨補填材料を適切に移植できないため除去する。

Ulmら[25]の研究によると、CawoodとHowell[27]によって提唱された6つの残存歯槽堤分類とUnderwood隔壁発生率には相関関係がなかった。

3章 上顎洞

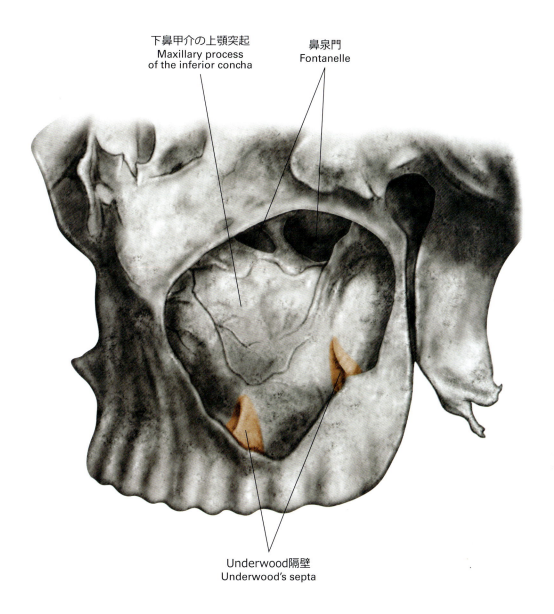

図3-18 Underwood隔壁。

垂直性部分隔壁

Punctum convergiiは上顎洞口のすぐ後方に存在する。稀ではあるが、この位置から部分垂直隔壁が生じ、上顎洞を2つの区画に不完全に分割する場合がある（図3-19）。

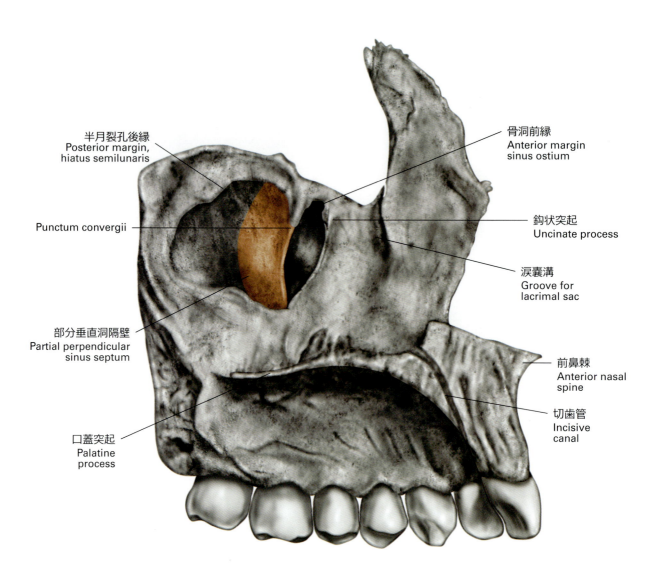

図3-19　垂直性部分隔壁。

水平性部分隔壁

この隔壁は、口蓋骨と下鼻甲介から発生し、水平的に位置する。この形の隔壁が存在する場合には、上顎洞の下方から内側方向には突起は通常は発達しない。上顎洞底の高さが徐々に下方に発達する間にも、これらの隔壁は元来の水平的位置を維持する。

この隔壁が移植部位よりもかなり上方にある場合には、その存在を無視できる。そうでない場合には、上顎洞の排出性を妨げ上顎洞底への移植の失敗を招くと考えられる（図3-20）。

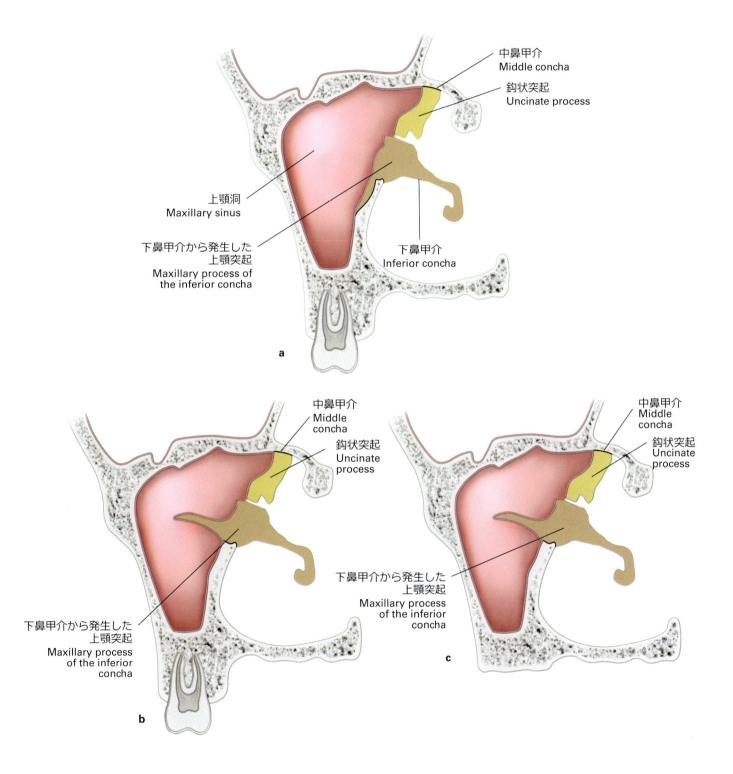

図3-20 水平性部分隔壁。(a)下鼻甲介の上顎突起の正常発達。(b)上顎洞の発達中に起こりうる、下鼻甲介から発生した上顎突起の水平的位置。上顎洞底挙上術が必要な患者では（c）、上顎突起と上顎洞底部との距離によって、アプローチ方法が決定する。距離が短い場合には、上顎洞粘膜からの分泌物が正常に排出しなくなり後々合併症が発症する可能性があるので、上顎洞底挙上術の適応とならないことがある。

上顎洞の完全隔壁

垂直的な完全隔壁（図3-21）があると、通常は大きな前方の上顎洞と小さな後方の上顎洞（副上顎洞）に分けられる。前方の上顎洞は中鼻道に排泄し、後方の上顎洞は、半月裂孔に類似した構造で区切られた骨裂孔を通じて、上鼻道もしくは中鼻道に排泄する（すなわち、中鼻甲介から発生した上顎突起や口蓋骨から発生した後方上顎突起）。それぞれの上顎洞は病理学的に異なる所見を呈するため、別個に治療する必要がある。副上顎洞は、上顎洞と同時期に軟骨性鼻嚢内で発達するか、もしくは大きな篩骨蜂巣により上顎洞の後方部分の含気化が過剰になった場合に発生する。この場合、篩骨の病理学的所見は、副上顎洞のものと同様となる。

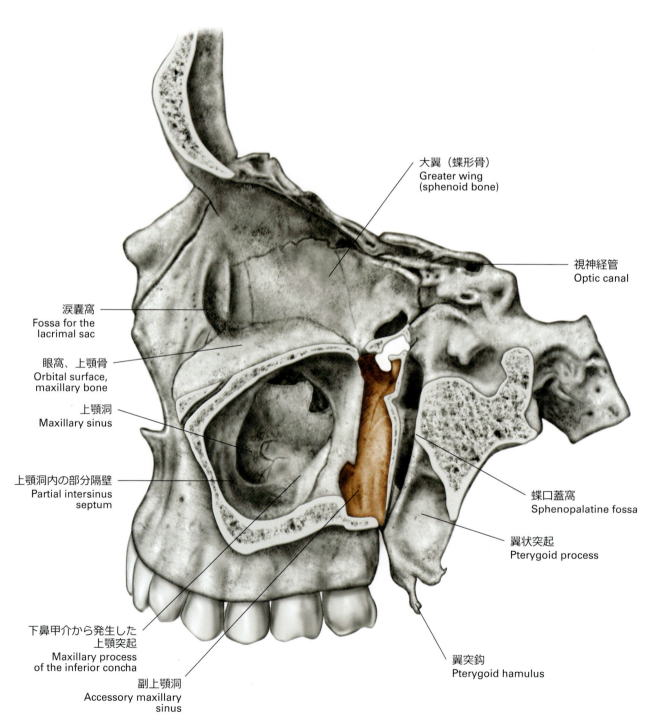

図3-21　上顎洞の完全隔壁。

3章　上顎洞

上顎洞隔壁に関するAl-Farajeの分類（ボックス 3-1と図3-22）。

ボックス 3-1　上顎洞底挙上術術前評価のための上顎洞隔壁に関するAl-Farajeの分類

Class Ⅰ　　単一の低い垂直性隔壁（図3-22a）

Class Ⅱ　　複数（2個かそれ以上）の低い垂直性隔壁（図3-22b）

Class Ⅲ　　単一の垂直性部分隔壁（図3-22c）

Class Ⅳ　　複数（2個かそれ以上）の垂直性部分隔壁（図3-22d）

Class Ⅴ　　水平性部分隔壁（図3-22e）

Class Ⅵ　　垂直性完全隔壁（上顎洞の完全分割）（図3-22f）

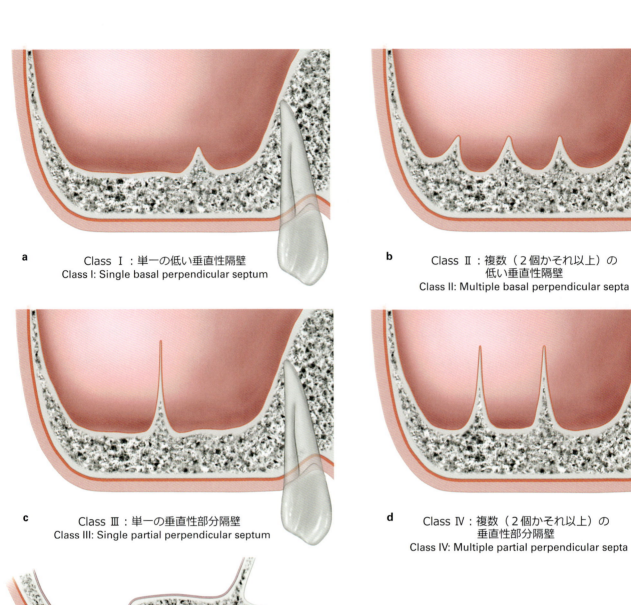
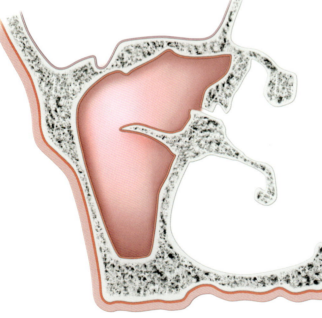
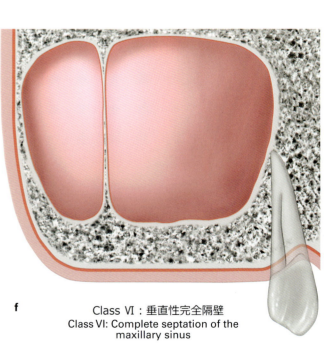

a　Class Ⅰ：単一の低い垂直性隔壁
Class I: Single basal perpendicular septum

b　Class Ⅱ：複数（2個かそれ以上）の低い垂直性隔壁
Class II: Multiple basal perpendicular septa

c　Class Ⅲ：単一の垂直性部分隔壁
Class III: Single partial perpendicular septum

d　Class Ⅳ：複数（2個かそれ以上）の垂直性部分隔壁
Class IV: Multiple partial perpendicular septa

e　Class Ⅴ：水平性部分隔壁
Class V: Partial horizontal septum

f　Class Ⅵ：垂直性完全隔壁
Class VI: Complete septation of the maxillary sinus

図3-22　（aからf）上顎洞隔壁に関するAl-Farajeの分類。

3章 上顎洞

上顎隔壁への臨床対応

上顎洞底挙上術中の、上顎隔壁への臨床対応の原則を下記に示す。

- 多くの症例において、骨窓を上顎洞内に押し入れるよりも、完全に除去することを推奨する。
- 上顎洞底挙上術の前に、抜歯窩の有無、隔壁の広がりや大きさの確認が非常に大切となる。
- Class ⅠもしくはClass Ⅱの隔壁（Al-Farajeの分類）は、上顎洞底挙上術の妨げになるものではない。外科医は上顎洞粘膜挙上中にそれらの隔壁に注意すればよい。
- Class Ⅲの隔壁では、外科医は隔壁による2つの骨窓を形成する；そして、隔壁から上顎洞粘膜を挙上した後に、Kerrison鉗子もしくは止血鉗子で隔壁を除去する。術前に、隔壁の正確な位置や大きさを確認しておく（**図3-23**）。
- Class Ⅳの隔壁は上顎洞粘膜の穿孔の危険性が高く、上顎洞底挙上術の禁忌症となるかもしれない。
- Class Ⅴの隔壁を持つ症例では、隔壁の高さによりアクセスの方向が規定される。水平的な隔壁が上顎洞底から離れて位置する場合には、上顎洞底挙上術を行うことができる。一方、隔壁が上顎洞底と近接している場合には、上顎洞底挙上術の禁忌症となるかもしれない。
- Class Ⅵの隔壁は通常、上顎洞底挙上術の妨げにはならない。インプラント埋入のために、前方の上顎洞に挙上術を行うことが可能である。

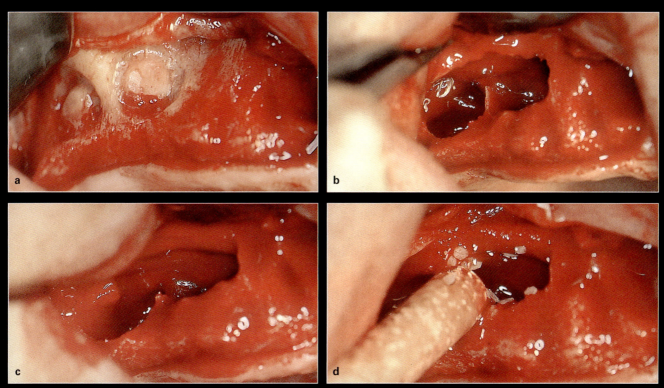

図3-23 単一の低い垂直隔壁の症例（Al-Farajeの分類ClassⅠ）。推奨方法は、2つの骨窓を個々に形成し（a）、次に、隔壁の両側で上顎洞粘膜の挙上を行い（b）、Kerrison骨鉗子で隔壁を除去（c）。上顎洞内に移植材料を填入する（d）（Al-Faraje[28]より許可を得て転載）。

図3-24および図3-25は、ヒト屍体の頭蓋骨の、さまざまな断面における上顎洞隔壁を示す。

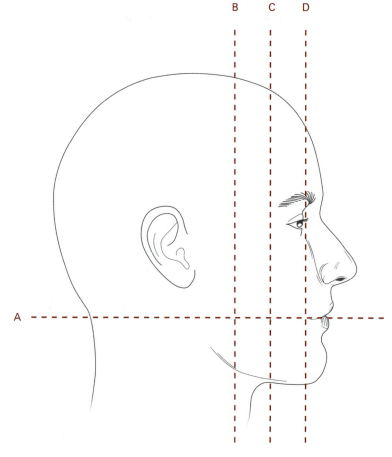

割面A：下顎を頭蓋骨から分けるように、上顎と下顎の間で分割

割面B：上顎洞後壁のすぐ遠心で分割

割面C：第一大臼歯と第二大臼歯との間の領域で分割

割面D：上顎洞前方で分割（鼻骨のすぐ遠心）

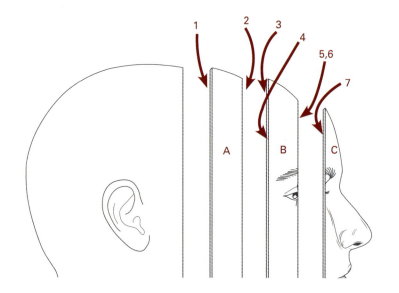

断面1と2は、割面A、B、Cを作成した後の、スライスAの後面と前面をそれぞれ表す。

断面3は、割面Dで分割する以前のスライスBの後面を表し、断面4は、割面Dで分割した後の同じスライスを表す。

断面5と6はスライスBの前面を表す。

断面7はスライスCの後面を表す。

図3-24

3章 上顎洞

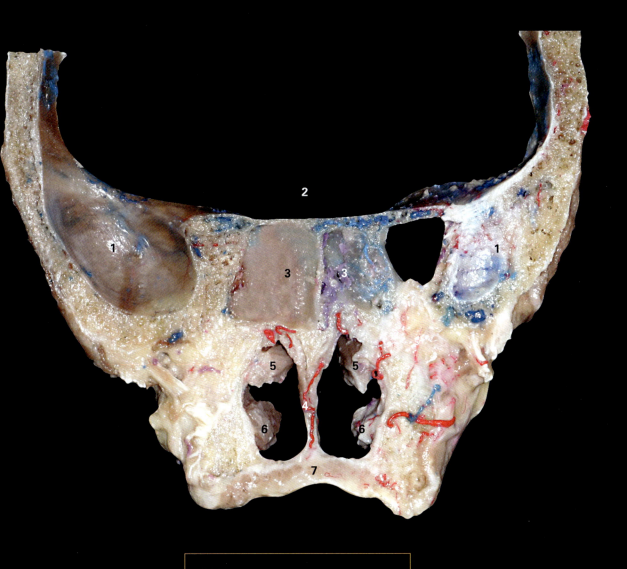

断面 1

1. 中頭蓋窩
2. 前頭蓋窩
3. 蝶形骨洞
4. 後方鼻中隔
5. 中鼻甲介
6. 下鼻甲介
7. 硬口蓋

　1988年、Arthur Rathburnは、解剖学的材料を新鮮なまま切断できる樹脂動脈注入法を開発した。この視認性の高い実践的な注入法により、生体の自然な色調を期待する声を具体化し明らかにできた。動脈彩色の主成分は、異なった間隔で血管内に注入される非散逸性ラテックス溶剤である。この役目は、事前にクランピングして注入処置を3から5psiの割合で設定したLuer-Lockシステムにより動脈や静脈を疎通することである。注入処置により動脈が満たされると、逆流圧が発生して動脈流の割合が減少し、受容の割合が増加する。硬化は通常室温で1〜2時間のうちに終了する。この方法は、溶液60mLにつき5〜10分必要とする。

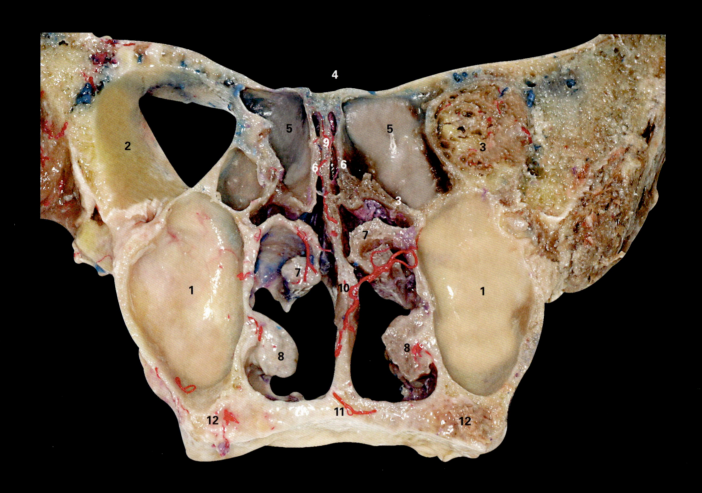

断面2

1. 上顎洞後壁
2. 右側眼窩（空洞）
3. 左側眼窩（内容物あり）
4. 前頭蓋窩
5. 後篩骨洞
6. 上鼻甲介
7. 中鼻甲介
8. 下鼻甲介
9. 鼻中隔（篩骨の垂直板）
10. 鼻中隔（鋤骨）
11. 硬口蓋（口蓋骨）
12. 歯槽突起

3章　上顎洞

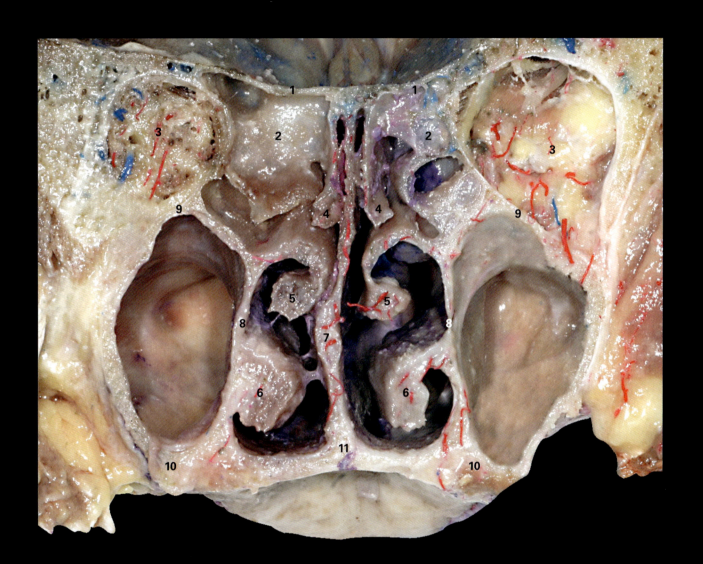

断面 3

1. 篩骨上壁
2. 篩骨洞
3. 眼窩（軟組織あり）
4. 上鼻甲介
5. 中鼻甲介
6. 下鼻甲介
7. 鼻中隔
8. 鼻腔側壁／上顎洞内側壁
9. 上顎洞上壁／眼窩底
10. 上顎洞底／歯槽突起
11. 硬口蓋

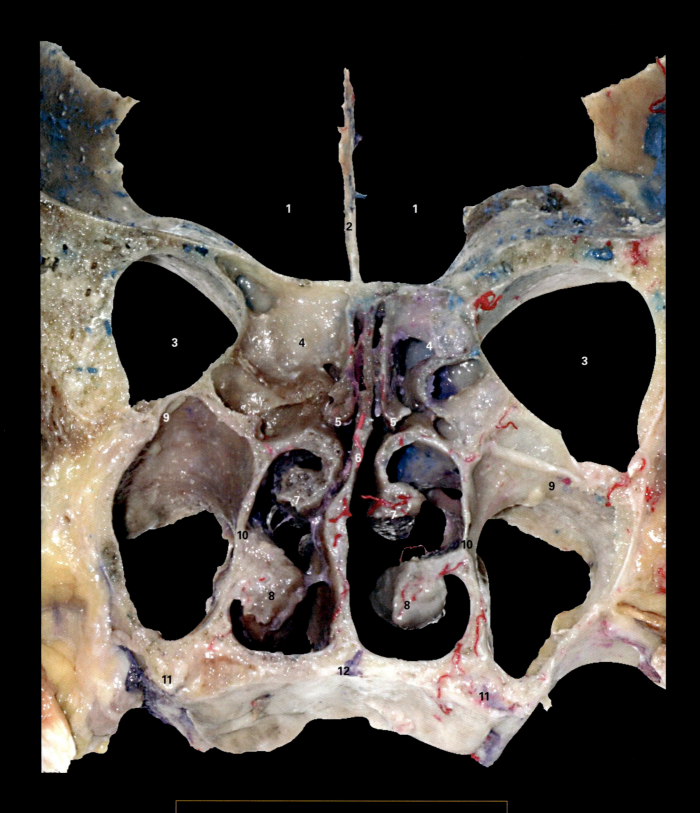

断面 4

1. 前頭蓋窩
2. 大脳鎌
3. 眼窩
4. 篩骨洞
5. 上鼻甲介
6. 鼻中隔
7. 中鼻甲介
8. 下鼻甲介
9. 上顎洞上壁／眼窩底
10. 鼻腔側壁／上顎洞内側壁
11. 上顎洞底／歯槽突起
12. 硬口蓋

3章 上顎洞

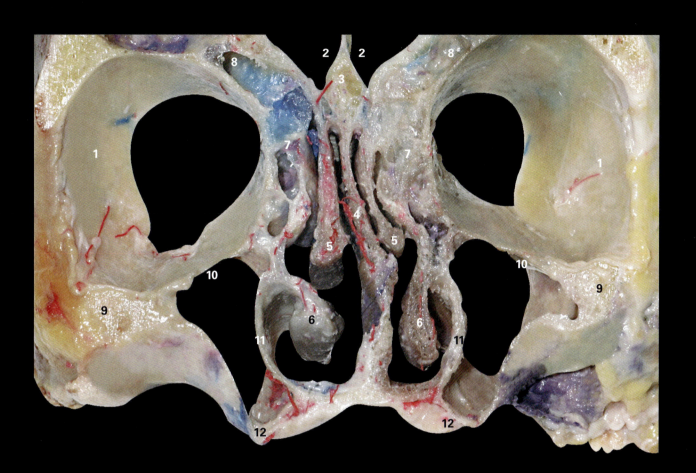

断面 5

1. 眼窩
2. 前頭蓋窩
3. 鶏冠
4. 鼻中隔（左側偏位）
5. 中鼻甲介
6. 下鼻甲介
7. 篩骨洞
8. 前頭洞
9. 頬骨
10. 上顎洞上壁／眼窩底
11. 鼻腔側壁／上顎洞内側壁
12. 上顎洞底／歯槽突起

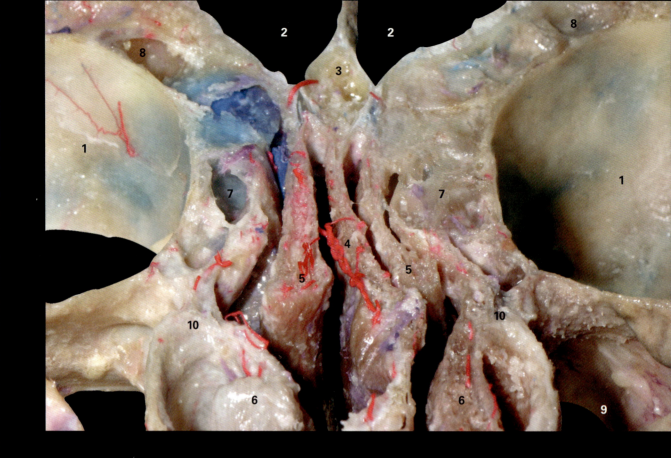

断面 6

1. 眼窩
2. 前頭蓋窩
3. 鶏冠
4. 鼻中隔
5. 中鼻甲介
6. 下鼻甲介
7. 篩骨洞
8. 前頭洞
9. 上顎洞
10. 上顎洞の排液経路

3章　上顎洞

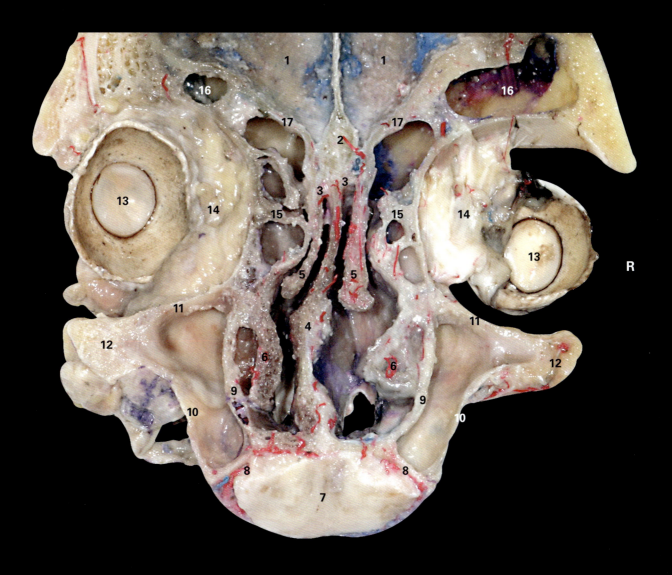

断面 7

1. 前頭蓋窩
2. 鶏冠
3. 篩板
4. 鼻中隔
5. 中鼻甲介
6. 下鼻甲介
7. 硬口蓋
8. 上顎洞底／歯槽突起
9. 鼻腔側壁／上顎洞内側壁
10. 上顎洞側壁
11. 上顎洞上壁／眼窩底
12. 頬骨
13. 眼球（残余物）
14. 眼窩脂肪と外眼筋
15. 篩骨洞
16. 前頭洞
17. 篩骨上壁

3 上顎臼歯部

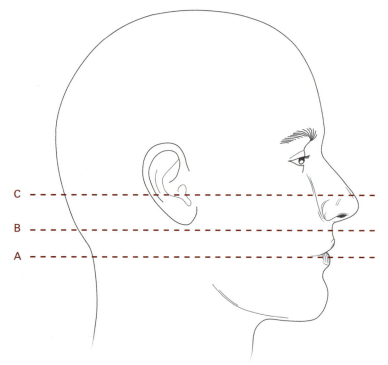

割面A：頭蓋から下顎を分離するために上顎の下で分割

割面B：辺縁骨の高さより約15mm上方で分割

割面C：割面Bの約20mm上方で分割（頬骨の中央のあたり）

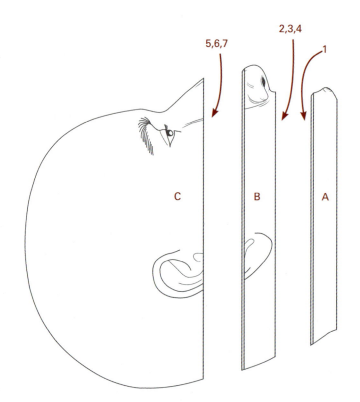

断面1はスライスAの上部を示し、上顎洞を示す。
断面2は割面Cで分割する前の割面Bの咬合面を示す。
断面3、4は割面Bでの左右側上顎洞をそれぞれ示す。
断面5は割面Cの咬合面を示す。
断面6、7は割面Cでの左右側上顎洞をそれぞれ示す。

図3-25

3章　上顎洞

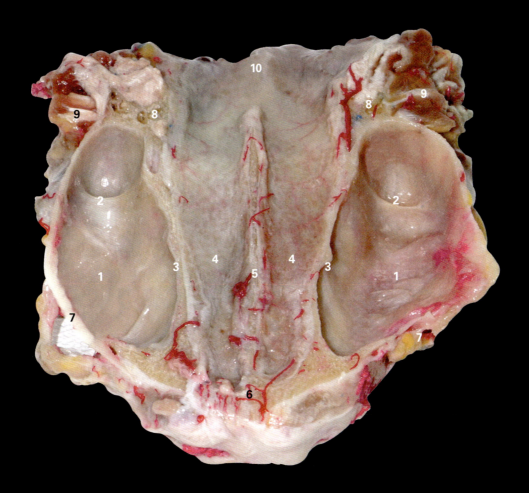

断面 1

1. 上顎洞底
2. 隔壁
3. 上顎洞内側壁
4. 鼻腔底
5. 鼻中隔
6. 上顎骨
7. 上顎洞前壁
8. 翼口蓋窩
9. 側頭下窩
10. 軟口蓋の鼻腔面

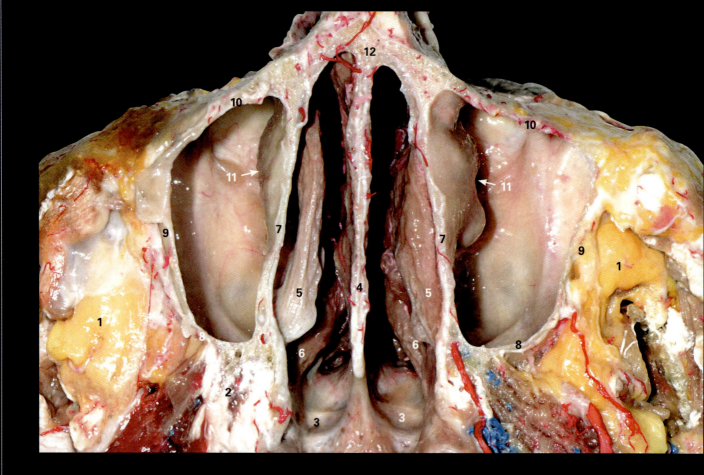

断面 2

1. 側頭下窩
2. 翼口蓋窩
3. 後鼻孔
4. 鼻中隔
5. 下鼻甲介
6. 中鼻甲介
7. 鼻腔側壁/上顎洞内側壁
8. 上顎洞後壁
9. 上顎洞側壁
10. 上顎洞前壁
11. 上顎洞の自然孔
12. 上顎骨

3章　上顎洞

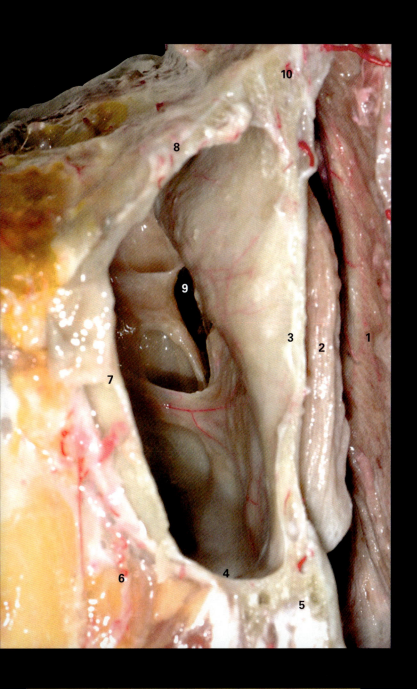

断面3

1. 鼻中隔
2. 下鼻甲介
3. 鼻腔側壁/上顎洞内側壁
4. 上顎洞後壁
5. 翼口蓋窩
6. 側頭下窩
7. 上顎洞側壁
8. 上顎洞前壁
9. 上顎洞の自然孔
10. 上顎骨

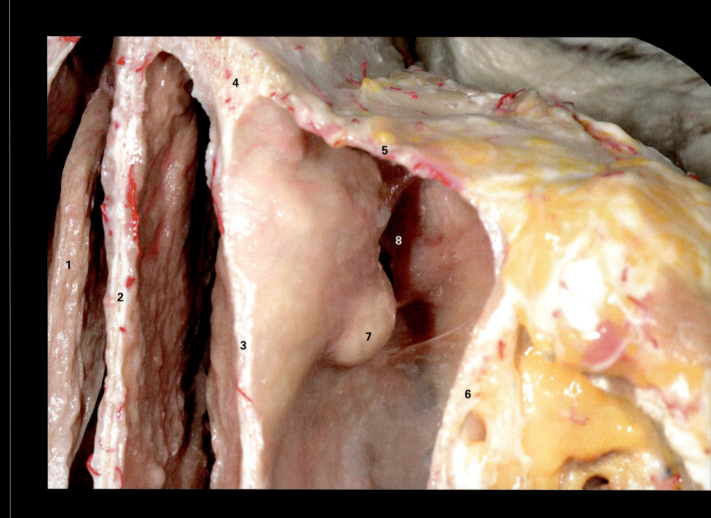

断面 4

1. 下鼻甲介（対側）
2. 鼻中隔
3. 鼻腔側壁/上顎洞内側壁
4. 上顎骨
5. 上顎洞前壁
6. 上顎洞側壁
7. 上顎洞内側壁の粘液嚢胞
8. 上顎洞の自然孔

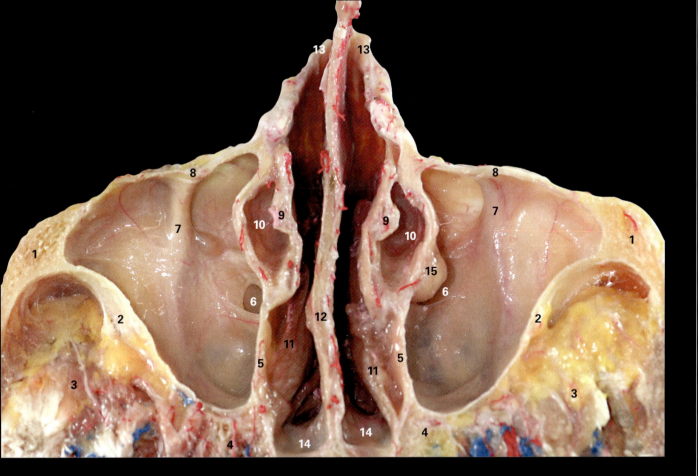

断面 5

1. 頬骨
2. 上顎洞後壁
3. 側頭下窩
4. 翼口蓋窩
5. 鼻腔側壁/上顎洞内側壁
6. 上顎洞の自然孔
7. 眼窩下神経（Ｖ2）の管；眼窩下管
8. 眼窩下孔
9. 下鼻甲介
10. 下鼻道
11. 中鼻甲介
12. 鼻中隔
13. 鼻骨
14. 蝶形骨面
15. 上顎洞内側壁の粘液嚢胞

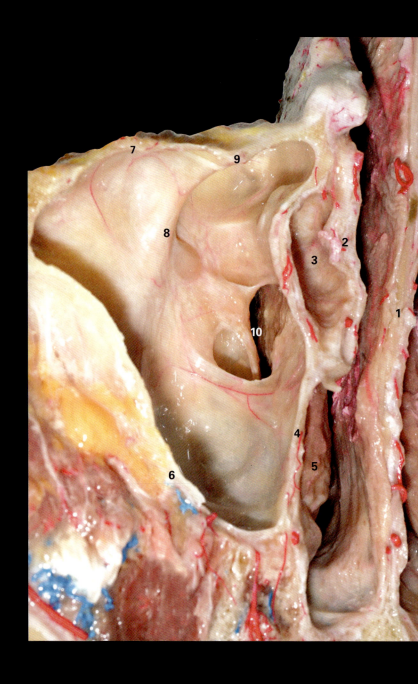

断面6

1. 鼻中隔
2. 下鼻甲介
3. 下鼻道
4. 鼻腔側壁/上顎洞内側壁
5. 中鼻甲介
6. 上顎洞後壁
7. 上顎洞前壁
8. 眼窩下神経(Ⅴ2)の管;眼窩下管
9. 眼窩下孔
10. 上顎洞の自然孔(中鼻道)

3章　上顎洞

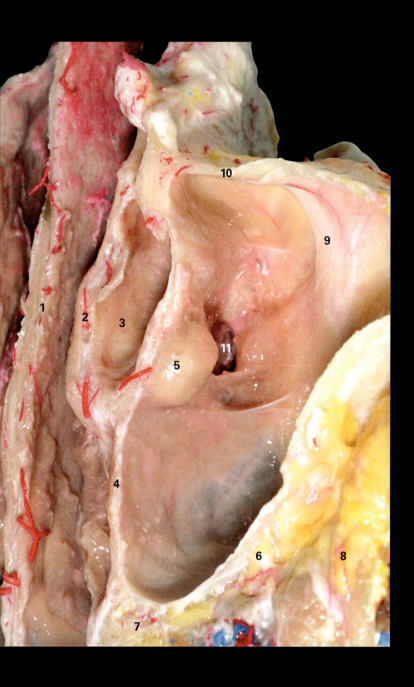

断面 7

1. 鼻中隔
2. 下鼻甲介
3. 下鼻道
4. 鼻腔側壁/上顎洞内側壁
5. 粘液嚢胞
6. 上顎洞後壁
7. 翼口蓋窩
8. 側頭下窩
9. 眼窩下神経（Ｖ２）の管；眼窩下管
10. 上顎洞前壁
11. 上顎洞の自然孔

CTスキャンによる上顎洞評価

　CTスキャンによって上顎洞は明確に評価できる。上顎洞底挙上術前には、上顎洞底下の利用できる正確な歯槽骨量や上顎洞の頬口蓋幅の評価が重要となる。上顎洞隔壁や洞内軟組織病変の有無についての評価も重要となる。こうした隔壁や洞内病変の存在は上顎洞底挙上術を複雑にし、症例によっては禁忌症となる（たとえば複数の垂直性部分隔壁が存在した場合）。図3-26〜3-34は上顎洞に含まれるさまざまな状態を示す。

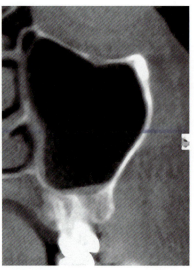

図3-26　幅広の上顎洞。

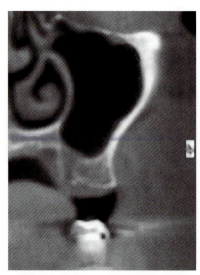

図3-27　上顎洞下の骨高径が不十分な幅広の上顎洞。

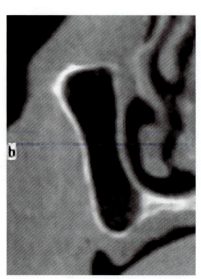

図3-28　非常に薄い洞底部を有する幅狭の上顎洞。

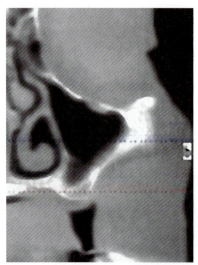

図3-29　上顎洞の自然孔を評価可能。

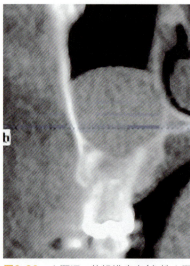

図3-30　上顎洞の軟組織病変（急性上顎洞炎）。

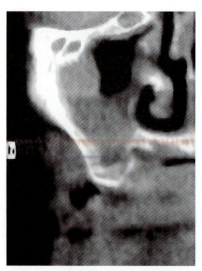

図3-31　上顎洞の軟組織病変（慢性上顎洞炎）。

3章　上顎洞

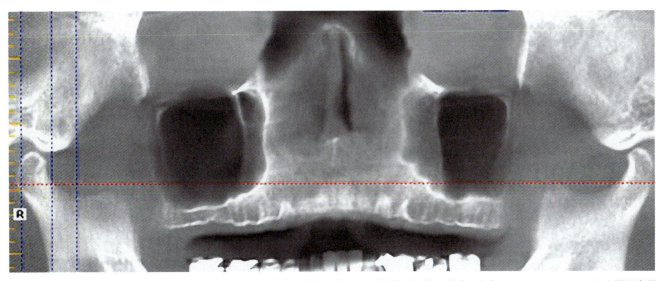

図3-32　上顎洞底下の不足した骨高径。上顎洞底下の骨高径の計測の後に、上顎洞底挙上術の術式を決定。オステオトームを用いた上顎洞底挙上術は既存骨が最低でも5mm存在時に行い、既存骨が5mmより少ない場合には側方開窓術を選択。

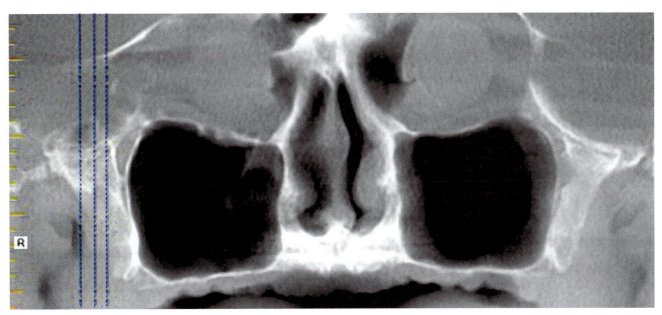

図3-33　病変や隔壁はないが、側方開窓術を難しくする上顎洞底下の高度骨吸収。

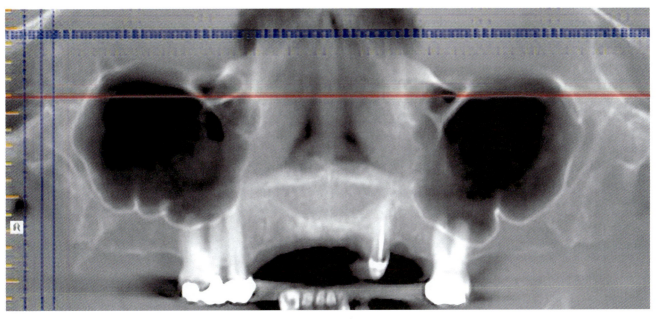

図3-34　両側上顎洞基底部に垂直性隔壁があり、上顎洞底下の不十分な骨高径。

頬脂肪体

1802年にBichatによって最初に記述された頬脂肪体(The buccal fat pad [corpus adiposum buccae])は頬に位置する三角形状の脂肪組織で、咬筋と頬筋の間に挟まれる。頬脂肪体は多くの機能的、審美的な臨床用途があると考えられており[29]、種々の口腔欠損、腫瘍性病変の被覆に容易に利用できる。一方で、脂肪腫、脱出、偽脱出のような病変も経験する。頬脂肪体は顔の輪郭にとって非常に大切となる。適応症の患者では、頬脂肪の適度の減量は頬部肥満を減少させ、頬骨隆起部を強調でき、顔貌に劇的な変化を生むことができる。

発生と解剖

脂肪組織は妊娠第二期の間(14〜16週)に分化する。頬は顔の中で脂肪組織が発生する最初の部位である。脂肪小葉数の増加は14〜23週から開始され、小葉の大きさは29週までに増加し続ける[30]。

頬脂肪体は咬筋の外側と頬筋の内側の間の咀嚼筋隙に存在し(上顎の後壁の骨膜にもしばしば伸展する)、頬脂肪体の主体部は頬筋の外側表面を覆っている頬咽頭筋膜の上部にある。頬脂肪体の前縁は咬筋の前壁を越え、耳下腺管が頬筋を貫通する部位より後方にある。このため、

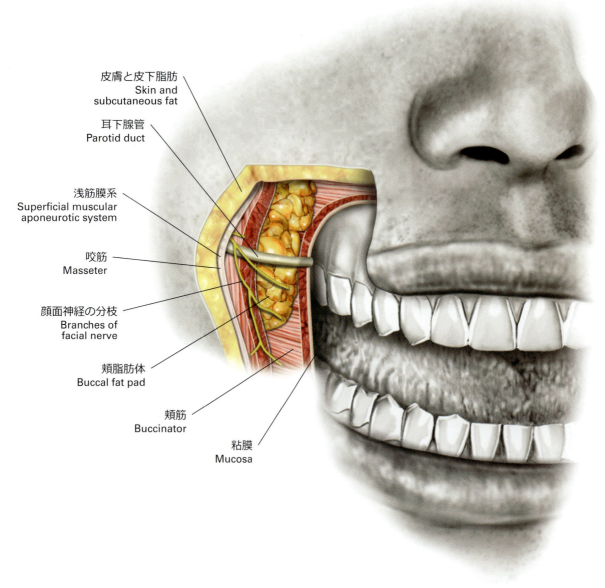

図3-35　頬脂肪体内を通過する耳下腺管の位置を示す断面図。

3章　頬脂肪体

耳下腺管や大頬骨筋、小頬骨筋や顔面の浅筋膜によってこの部位は外側性に被覆される。後縁は下顎の臼後部となる。頬脂肪体は1つの薄い筋膜外被に包まれている。

頬脂肪体の構造

頬脂肪体の構造は、耳下腺管や副耳下腺管、顔面動脈、静脈（翼突筋静脈叢の分枝）、頬動脈（顎動脈の翼突筋枝の1つ[31]）、リンパ管、顔面神経（第Ⅶ脳神経）および下顎神経（第Ⅴ脳神経の第3枝）の分枝を含む（図3-35と図3-36）。

頬脂肪体への血液供給は、前深側頭動脈、頬動脈、後上歯槽動脈（すべて顎動脈の分枝）、顔面横動脈（浅側頭動脈の分枝）、顔面動脈のいくつかの小分枝によって行われる[32,33]。

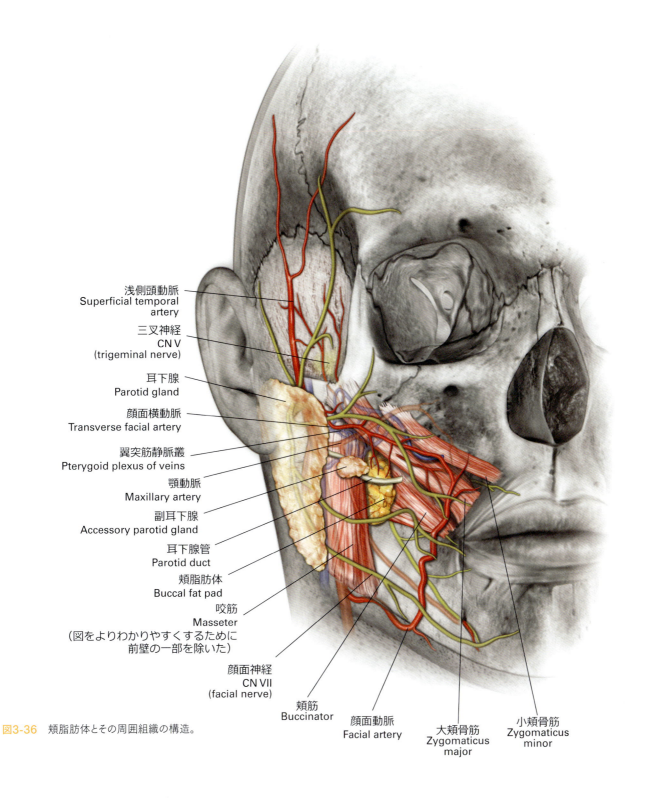

図3-36　頬脂肪体とその周囲組織の構造。

頬脂肪体は3葉（前葉、中葉、後葉）と4つの伸展部（頬、翼状突起、翼突口蓋もしくは浅側頭、深側頭）に分類される（図3-37）。これらは6つの靭帯によって上顎骨、頬骨後方、下眼窩裂の内外周縁部、側頭筋の腱、頬筋の筋膜に固定される。女性の平均容量は8.9mL（7.2〜10.8mL）で、男性の平均容量は10.2mL（7.8〜11.2mL）である。さらにその厚みは平均6mmで重さは平均9.7gである[34]。

頬脂肪体のサイズには大きな個体差、左右差などバラエティーに富み、その量は人生を通して変化することもある。

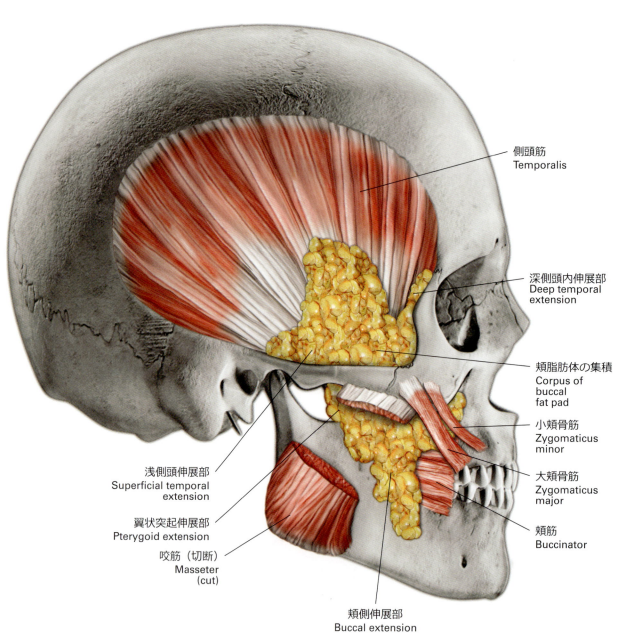

図3-37　頬脂肪体の側面像は葉と伸展部を示す。

機能

　出生時より、口唇部、口輪筋や頬部（主に頬筋）の吸引筋は、咀嚼筋よりも比較的、発達している。栄養状態の良い乳幼児は、脂肪体が頬筋を内側に押すことにより、顔面の外表が突出した隆起を形成する。頬筋の吸引能力は、脂肪体により強化されると考えられており、また脂肪体は、吸引時に陰圧に対抗することにより、頬の落ち込みを防いでいる可能性もある[35]。

　頬脂肪体は、深部の組織スペースを満たす機能もあり、咀嚼筋や表情筋の収縮時の滑走体として働く（この特殊なタイプの脂肪は、筋骨連結としても知られており、この脂肪は筋肉間の動作を向上している[36,37]）。同様に、頬脂肪体は、重要な構造物への筋収縮による突出や外力による衝撃を和らげる（外傷により神経脈管結合が障害される可能性がある）[38]。加えて、弁様構造を持つ豊富な静脈網である頬脂肪体は、翼突筋静脈叢を通過する頭蓋内外の血流に関連する可能性もある[32]。

　頬脂肪体が、飢餓時や過剰な体重減少が生じているにかかわらず、他の場所の脂肪細胞と同様の化学成分を保持していたとの報告もある[38]。

頬脂肪体の病理

- 頬脂肪体は、耳下腺腫瘍様の頬脂肪腫を生じさせる可能性がある。
- 巨大な唾石がある患者で脂肪体腫瘍が観察された、という報告があり、唾石による刺激で、脂肪体が過剰栄養となり、それにより脂肪体が肥大することが示されている[39]。
- 周囲の脂肪組織が露出するような顔面外傷は感染を惹起する可能性があり、この感染が、側頭下窩のような頭部のさまざまな間隙に拡大することもある[40]。

臨床用途

審美外科

　頬脂肪体によって、顔面の輪郭および頬骨の外観改善が可能となる。頬脂肪体は、頬の厚みの減少目的で切除することができ、これにより頬骨の突出が目立つようになる。また、頬骨下や頬側貌の突出の増加のためにも頬脂肪体の弁は使用できる[41-43]。

再建外科

　頬脂肪体は、遊離もしくは有茎の頬脂肪体として、口腔上顎洞および口鼻の交通部、口蓋裂、腫瘍切除術後の外科的な欠損部の閉鎖に使用される[44-46]。さらに、El Haddadら[47]は、Millerの分類Class IVの退縮がみられる上顎臼歯部の根面被覆では、頬脂肪体弁の移植により角化粘膜幅の増加を報告しており、移植された頬脂肪体表面に再生した局所粘膜の上皮が、欠損部を回復する新しい粘膜形成を確認した。既述のように、頬脂肪体は豊富な血管叢をもち、壊死や吸収もほとんどなく、弁移動後の生着[37]と感染抵抗性に寄与する。

口腔インプラント

　口腔インプラント領域では、頬脂肪体は上顎や下顎の骨移植の被覆に使用されている。Zhongら[48]は、上顎の骨移植を伴う再建症例において、頬脂肪体を使用したと報告している。さらに、頬脂肪体は、上顎洞底挙上術時の、大きな上顎洞粘膜の穿孔の閉鎖への使用や[49,50]、穿孔が生じない場合の追加の血液供給源としても使用される[51,52]。

上顎洞底挙上時の頬脂肪体の使用

　上顎洞底挙上時のもっとも一般的な合併症は、粘膜穿孔である。もし穿孔が小さければ、吸収性コラーゲン膜の留置で容易に修復可能だが、穿孔部が大きければ（直径15mm以上）、顆粒状の移植材の代わりにパテタイプの骨移植材の使用、ロマリンダポーチテクニック[53]や、手術中止[54]が検討される。メンブレンとしての頬脂肪体の使用は、良好な結果が文献報告されており、実行可能な選択肢となる。

　骨再建の成功は、外傷や微細な動きからの物理的な保護を行い、移植材への十分な血液供給を確立し、新血管形成が移植材全体に生じるかに左右される。上顎洞底挙上手術では、頬脂肪体は、歯肉弁に追加的な血液供給を行うことができる。Wong[51,52]は、頬脂肪体が追加的および即時的な血液と栄養供給を行い、かつ移植材の保護を行うことを発見し、骨質も他の部位と同様に良好となり、成人の皮下脂肪組織が、多能性幹細胞の豊富な供給源となる、と報告している。近年、いくつかの論文により、脂肪組織には脂肪細胞、骨芽細胞、筋芽細胞そして軟骨芽細胞といった他の細胞タイプに分化することができる細胞群が含まれていることが報告されている[55]。これらの理由で、成長の速い線維組織と欠損部位の間に頬脂肪体を位置させれば、成長の遅い骨前駆細胞が骨欠損部へ移動し、欠損部位の再骨形成を促すことを可能とする。

頬脂肪体を使用するテクニック

　上顎洞への到達と上顎洞粘膜の挙上の後、粘膜弁の骨膜に対し頬筋（頬骨／上顎洞壁の高さまで行い、遠心は第二大臼歯部まで延長する）および頬咽頭膜へ小切開（15〜20mm）を行う。その後、頬脂肪体が口腔内に脱出するまで、頬脂肪体の疎な周囲筋膜に鈍的切開を行う。頬側から圧迫して、頬脂肪体を口腔内に露出させる。次に、非外傷性血管鉗子を使用し、ていねいに頬脂肪体の内容物を引き出し、上顎洞内に引き込んで掛け（可能なかぎり基底部を広く保存する）、口蓋粘膜と縫合し、固定する（上顎洞の開窓部から、口蓋側の上顎骨をフィッシャーバーにて穴あけする）。移植材を上顎洞内へと頬脂肪体に寄せて、すべてのスペースを満たすようにていねいに充填する。通常のフラップ閉創を行い、開窓部を閉鎖して手術を終了する（図3-38）。

　患者には予防的抗生剤と0.12％クロルヘキシジン含嗽剤を投与し、軟食を摂るよう指示をする。通常、前庭の深さは術直後には浅くなるが、段階的に深くなり、術後2ヵ月以内に元どおりに回復する。軽度の開口障害も術後数日間生じることもあるが、これも下顎運動により、段階的に改善する。

3章 頬脂肪体

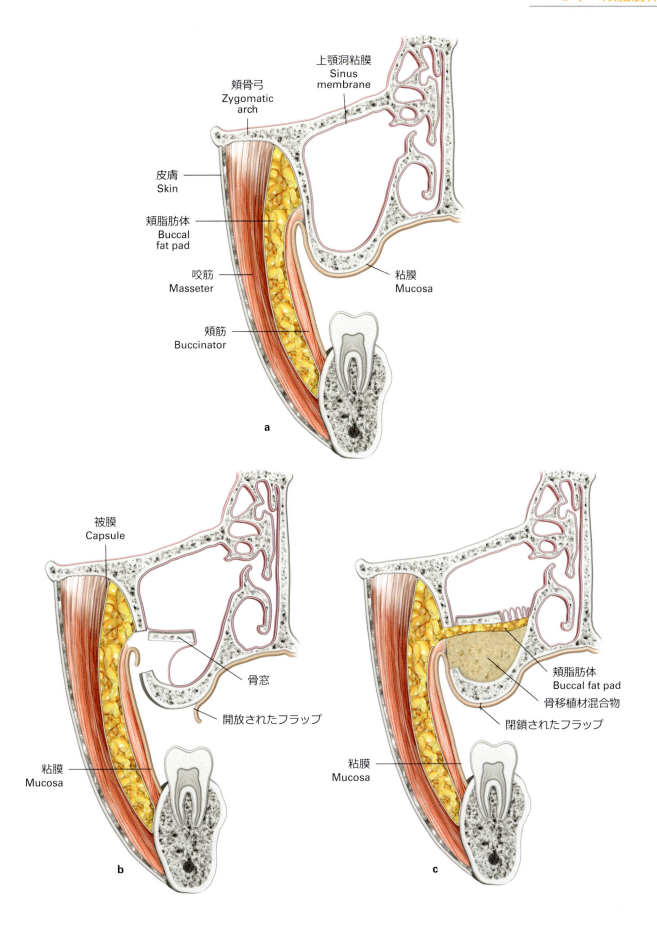

図3-38 上顎洞移植時の大きな洞粘膜穿孔を被覆するための頬脂肪体弁を使用するテクニック。

禁忌症

　頬脂肪体の使用に関する禁忌症は、何らかの病変が存在している（脂肪萎縮症、血管神経性浮腫、サルコイドーシス）、もしくは、美容外科による、頬脂肪体の体積を減少させる脂肪吸引などの治療歴が挙げられる。ボックス3-2に、利点と欠点を記載する。

ボックス 3-2 　頬脂肪体を使用した口腔内再建の利点と欠点

利点	欠点
位置が良いことによる良好な移動性	有茎で使用する際には、血行を保全するため、伸展に限界がある
小さい供給側の侵襲	下顎には有茎弁として使用できない
合併症の発生率が低い	移植材の増量材としては使用できない
単一切開による速やかな外科術式	わずかな陥凹が生じる可能性がある[56]
患者の不快感を最少にする	部分的な壊死を生じる可能性がある
瘢痕が見えない	わずかな収縮やゆがみが生じる可能性がある
局所麻酔下で処置できる	頬神経の一時的な異常感覚（一時的な口輪筋や頬筋の脱力を生じる）（1％未満のケースで報告されている[43, 52]）

外傷

外傷性脱出（偽脂肪腫）

頬脂肪体の外傷性脱出は、外側および内側からの外傷の結果、生じる可能性がある。これは、小児に多く発生するが、小児の頬脂肪体は成人のものよりも突出しており、なおかつ、小児は異物を口腔に入れる傾向があり、頬粘膜を損傷しやすい。臨床的に、外傷性の頬脂肪体の脱出物は頬内容物であり、灰色がかった黄色を示し、軟らかくそして不定形の隆起物である。このためしばしば脂肪腫と誤診される。理由として損傷後、遅延して発生する可能性があり、偽脂肪腫の用語が付けられている[57]。外傷性脱出の治療では、脂肪組織内への鈍的切離や、受傷創から漏出物の整復、縫合による閉創という外科処置が行われる。鑑別診断には、脂肪腫、血管腫、炎症性過形成そして唾液腺新生物が挙げられる。

偽脱出

Matarasso[58]により報告されている偽脱出は、クルミ大の頬脂肪体の下半分が外側に転位したものである。この外側への移動により、偽脱出を偽脂肪腫と鑑別診断できる（口腔内への漏出では、頬筋と粘膜の両方の穿孔がみられる）。偽漏出の原因として、耳下腺咬筋筋膜の自然な衰弱や、もしくは顔面伸展部の筋肉を被覆している筋膜の断絶が挙げられる。治療としては、転位した脂肪の切除や整復が行われる。

上顎洞内への外傷性脱出

頬骨上顎骨結合への外部からの強い衝撃により、転位骨折を生じると、上顎骨洞への頬脂肪体本体の脱出が同時に起きる可能性がある。脱出は、上顎洞の側壁の骨折後二次的に生じる。その理由は、解剖学的に頬脂肪体本体は上顎洞側壁に隣接しており、頬脂肪体の脱出部分の一端となるからである。転位後、頬脂肪体の脱出した転位部は壊疽性になり（虚血性壊死）、摘出を必要とする。外傷時のMRIとCT画像による術前評価は、顔面複雑骨折の整復と、脱出の管理への適切な計画を立てる一助となる[59,60]。図3-39は、CTスキャン上の健全な上顎洞側壁を示している。図3-40は、上顎洞側壁は骨折しており、頬脂肪体内容物は上顎洞スペースに侵入している。

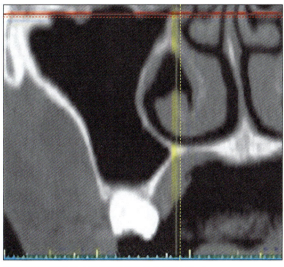

図3-39　健全な上顎洞側壁を示すCTスキャン。

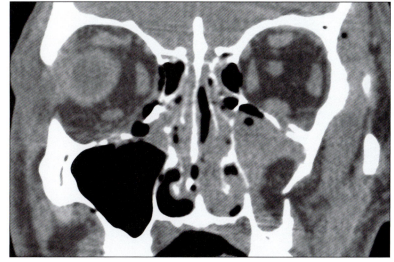

図3-40　上顎洞側壁の骨折を示すCTスキャン。頬脂肪体内容物が上顎洞スペースに侵入している。

口腔/インプラント手術時の合併症

頬脂肪体は、上顎臼歯部の外科処置時にも生じ、外傷性脱出が生じることもある。薄い頬脂肪体膜を破ることにより、頬脂肪体の頬側伸展部の落ち込みや、口内や皮下層への逸脱を生じる可能性がある[37]。さらにリンパ排液が阻害されれば、顔面腫脹が生じる場合もある[54]。

図3-41は、頬脂肪体のスペースが左側上顎臼歯部の外科処置中に不注意で露出した症例を示す（右側には何の処置もされていない）。本合併症は手術中には気付かず、術後3ヵ月を経過する前に、患者は頬の陥没を生じた（図3-41a）。軟組織の評価のために、患者をMRI室へ紹介した。MRI画像により、頬脂肪体の著しい萎縮性変化が確認された。放射線科からの報告では、頬脂肪体体積は、右側で7.5×1.0×6.1cm（45.8cm³）、左側で7.5×0.4×6.1cm（18.3cm³）となった。頬の輪郭は、頬の増大のための脂肪移植を行う美容外科手術により回復し（図3-41d）、患者は結果に満足した。

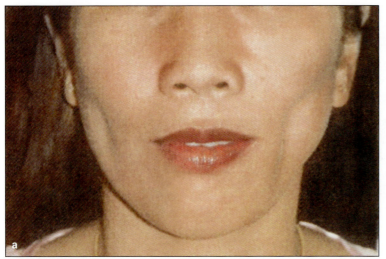
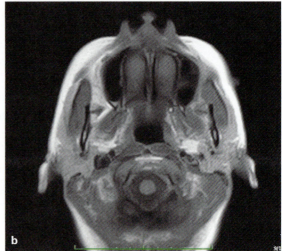
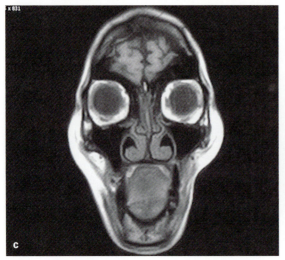
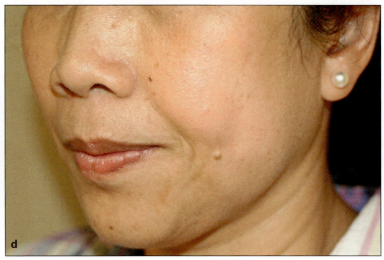

図3-41 左側上顎臼歯部の頬脂肪体のスペースが手術中に露出した。(a)手術3ヵ月後の頬の陥没。(bおよびc)MRIによる頬脂肪体。(d)美容外科手術による頬増大術後の頬の輪郭。

3章　頬脂肪体

　図3-42aから3-42cは、同一屍体標本の三面像を示す。図3-42aは頬脂肪体の前面像を示し、口角の高さ（頬中央）での頬伸展部を示す。図3-42bは、頬側伸展部の上面像を示す。図3-42cは翼状突起／舌側伸展部を示す。

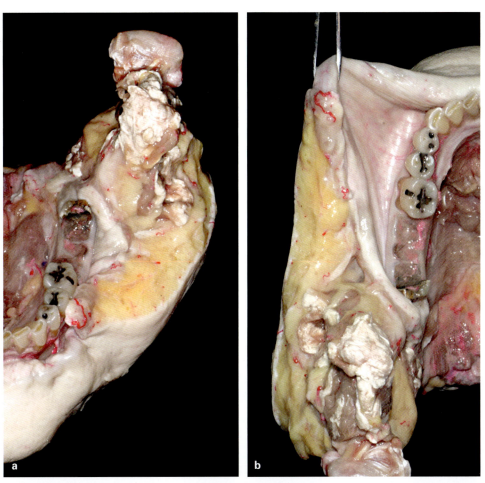

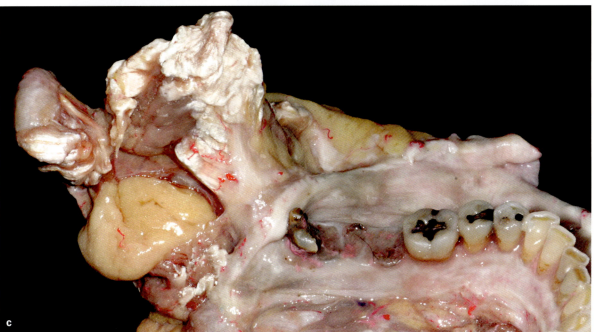

図3-42　屍体標本の頬脂肪体。(a)頬脂肪体の前面像と、口角の高さ（頬中央）における頬側伸展部。(b)頬側伸展部の上面像。(c)翼状突起／舌側伸展部。

不十分な骨構造をもつ上顎臼歯部

　上顎臼歯部や他の口腔内の部位での治療計画における臨床医の診断は、きわめて重要となる。すべての臨床症例は個々に差があり、ガイドラインを有効利用することで、術者は常に、もっとも成功に導く術式選択ができる。著者らは、臨床医の上顎臼歯部の治療計画立案の一助とすべく、上顎臼歯部における利用可能な骨の分類を考案した（ボックス3-3と図3-43）。

ボックス 3-3　**Al-Farajeの上顎臼歯部の利用可能な骨における分類**

Class I　8mm以上の高さでインプラント埋入に十分な骨幅がある症例（図3-43a）。本分類における治療計画は、7mm以上の長さを持つインプラントの埋入となり、少なくともインプラント先端と上顎洞底の距離を少なくとも1mm確保する。

Class II　5〜7mmの高さでインプラント埋入に十分な骨幅がある症例（図3-43b）。本分類における治療計画は、インプラント埋入と同時に埋入窩挙上術を行う（上顎洞底挙上術を上顎洞用オステオトーム／歯槽頂アプローチにより行う。）（Al-Farajeの歯槽頂アプローチによる上顎洞底挙上テクニックは図3-44に図解されている。）

Class III　1〜4mmの高さでインプラント埋入に十分な骨幅がある症例（図3-43c）。本分類における治療計画は、側方アプローチでの上顎洞底への移植術後のインプラント待時埋入となる。

Class IV　1〜4mmの高さでインプラント埋入に不十分な骨幅の症例（図3-43d）。本分類の治療計画は、側壁からの上顎洞移植術後に、交差咬合位置へのインプラント待時埋入を行うか、上顎洞移植から治癒期間をおいて、ベニアブロック移植や骨誘導再生法を応用した待時顎堤増大術を行う。

3章 不十分な骨構造をもつ上顎臼歯部

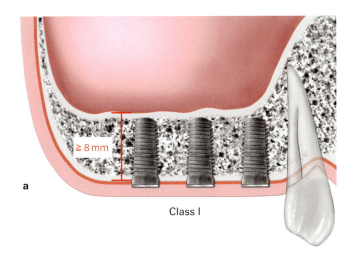
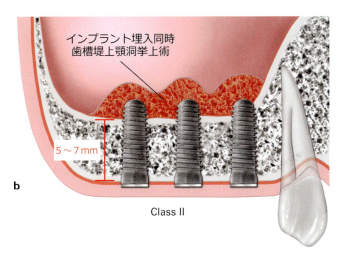
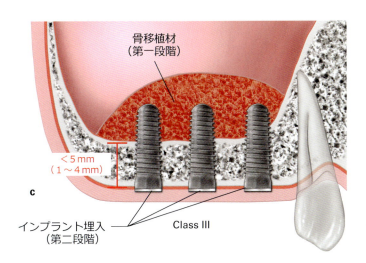
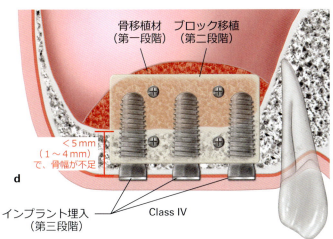

図3-43 （aからd）Al-Farajeらの上顎臼歯部の利用可能な骨による分類。

Al-Farajeの歯槽堤アプローチを使用した上顎洞底挙上術

　本テクニックは、上顎洞底までの利用可能な歯槽骨の高さが5mm以上ある時に適応となる（図3-44a）。手術は、全層弁もしくはティッシュパンチによるフラップレス法にて、骨にアクセスを開始する。その後、骨切削はドリル単独か、もしくはドリルとインプラント用オステオトームを併用して行い、上顎洞底から0.5〜1.0mm短く形成を行う（図3-44bおよび図3-44c）。次に、ストッパーを付けた上顎洞用オステオトームを使用する。選択するオステオトーム直径は、埋入するインプラントの先端部の直径と近いものを使用し、ストッパーは、上顎洞底までの利用可能な歯槽骨の高さより3〜4mm長く位置づける（図3-44d）。その後、オステオトームは、上顎洞底が若木骨折し、ストッパーが歯槽頂の骨に接触するまで、マレットで軽く槌打する（もしくは、フラップレス埋入の時は、軟組織に接触するまで槌打される）（図3-44e）。上顎洞粘膜の損傷の可能性がある場合は常に、小さいコラーゲン被覆材の小片と少量の骨移植材による処置を行う（図3-44f）。最終的に、インプラントは、初期固定値や骨切削部周囲の骨質によって、カバースクリューかヒーリングアバットメントの装着を行う（図3-44g）。

3章　不十分な骨構造をもつ上顎臼歯部

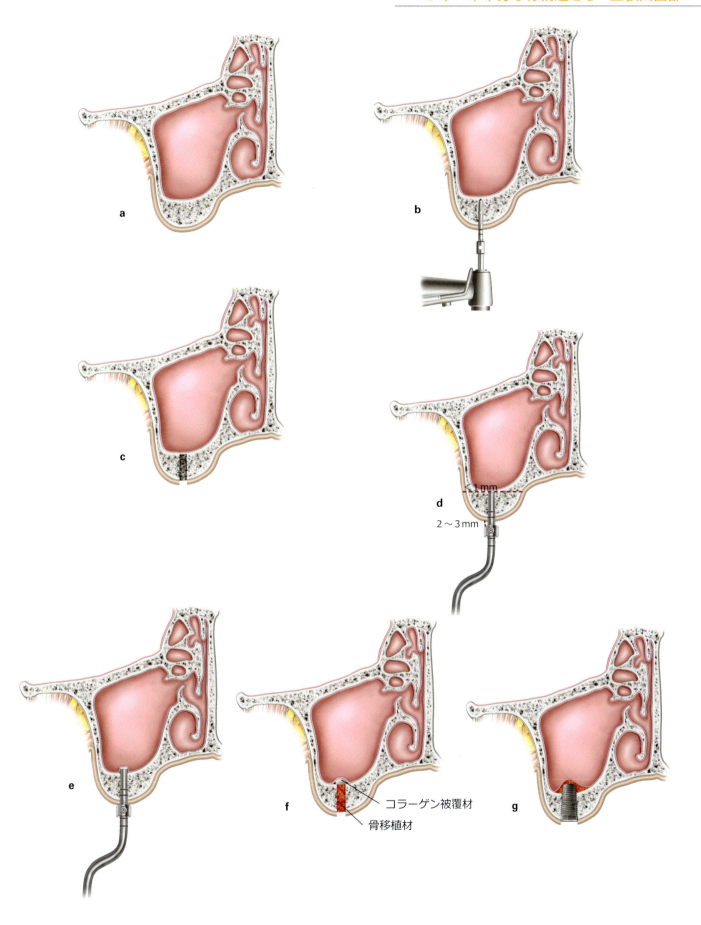

図3-44　Al-Farajeの歯槽頂アプローチによる上顎洞底挙上テクニック。(a)上顎洞底まで、少なくとも5mmの骨高径がある症例を選択。(bとc)全層弁もしくはティッシュパンチによる骨へのアプローチ後、上顎洞底から0.5〜1.0mm短く形成を行う。(d)ストッパーを使用したオステオトームの使用。(e)上顎洞底の若木骨折後に、ストッパーが軟組織へと到達。(f)コラーゲン被覆材と骨移植材の設置。(g)インプラントを埋入し、カバースクリューもしくはヒーリングアバットメントを装着。

参考文献

1. Methathratip D, Apinhasmit W, Chompoopong S, Lerthsirithong A, Ariyawatkul T, Sangvichien S. Anatomy of greater palatine foramen and canal and pterygopalatine fossa in Thais: Considerations for maxillary nerve block. Surg Radiol Anat 2005;27:511–516.
2. Chrcanovic BR, Custódio AL. Anatomical variation in the position of the greater palatine foramen. J Oral Sci 2010;52:109–113.
3. Sujatha N, Manjunath KY, Balasubramanyam V. Variations in the location of the greater palatine foramina in dry human skulls. Indian J Dent Res 2005;16:99–102.
4. Westmoreland EE, Blanton PL. An analysis of the variations in position of the greater palatine foramen in the adult human skull. Anat Rec 1982;204:383–388.
5. Benninger B, Andrews K, Carter W. Clinical measurements of hard palate and implications for subepithelial connective tissue grafts with suggestions for palatal nomenclature. J Oral Maxillofac Surg 2012;70:149–153.
6. Fu JH, Hasso DG, Yeh CY, Leong DJ, Chan HL, Wang HL. The accuracy of identifying the greater palatine neurovascular bundle: A cadaver study. J Periodontol 2011;82:1000–1006.
7. Klosek SK, Rungruang T. Anatomical study of the greater palatine artery and related structures of the palatal vault: Considerations for palate as the subepithelial connective tissue graft donor site. Surg Radiol Anat 2009;31:245–250.
8. Reiser GM, Bruno JF, Mahan PE, Larkin LH. The subepithelial connective tissue graft palatal donor site: Anatomic considerations for surgeons. Int J Periodontics Restorative Dent 1996;16:130–137.
9. Monnet-Corti V, Santini A, Glise JM. Connective tissue graft for gingival recession treatment: Assessment of the maximum graft dimensions at the palatal vault as a donor site. J Periodontol 2006;77:899–902.
10. Libsera C, Laude M, Libsera JC. The pneumatization of the accessory cavities of the nasal fossae during growth. Anat Clin 1981;2:265–278.
11. Mehra P, Murad H. Maxillary sinus disease of odontogenic origin. Otolaryngol Clin North Am 2004;37:347–364.
12. Abubaker A. Applied anatomy of the maxillary sinus. Oral Maxillofac Clin North Am 1999;11:1–14.
13. Sicher H, DuBrul EL. The viscera of the head and neck. In: Oral Anatomy, ed 7. St Louis: Mosby, 1975:418–424.
14. Maloney PL, Doku HC. Maxillary sinusitis of odontogenic origin. J Can Dent Assoc 1968;34:591–603.
15. Schaeffer JP. The sinus maxillaris and its relations in the embryo, child, and adult man. Am J Anat 1910;10:313–367.
16. Brook I. Sinusitis of odontogenic origin. Otolaryngol Head Neck Surg 2006;135:349–355.
17. Donald PJ, Gluckman JL, Rice DH. The Sinuses. New York: Raven Press, 1995.
18. Bolger WE, Woodruff WW, Morehead J, Parsons DS. Maxillary sinus hypoplasia: Classification and description of associated uncinate hypoplasia. Otolaryngol Head Neck Surg 1990;103:759–765.
19. Testori T, Del Fabbro M, Weinstein R, Wallace S. Maxillary Sinus Surgery and Alternatives in Treatment. London: Quintessence, 2009:19.
20. Amedee RG, Miller AJ. Sinus anatomy and function. In: Bailey, BJ, Johnson JT, Newlands SD (eds). Head and Neck Surgery—Otolaryngology, ed 4. Philadelphia: Lippincott, Williams & Wilkins, 2006:321–328.
21. Underwood AS. An inquiry into the anatomy and pathology of the maxillary sinus. J Anat Physiol 1910;44:354–369.
22. McGowan DA, Baxter PW, James J. The Maxillary Sinus and Its Dental Implications. Oxford: Butterworth-Heinemann, 1993:1–25.
23. Velasquez-Plata D, Hover LR, Peach CC, Alder ME. Maxillary sinus septa: A 3-dimensional computerized tomographic scan analysis. Int J Oral Maxillofac Implants 2002;17:854–860.
24. Kim MJ, Jung UW, Kim CS. Maxillary sinus septa: Prevalence, height, location, and morphology. A reformatted computed tomography scan analysis. J Periodontol 2006;77:903–908.
25. Ulm CW, Solar P, Krennmair G, Matejka M, Watzek G. Incidence and suggested surgical management of septa in sinus-lift procedures. Int J Oral Maxillofac Implants 1995;10:462–465.
26. Krennmair G, Ulm GW, Lugmayr H, Solar P. The incidence, location, and height of maxillary sinus septa in the edentulous and dentate maxilla. J Oral Maxillofac Surg 1999;57:667–671.
27. Cawood JI, Howell RA. A classification of the edentulous jaws. Int J Oral Maxillofac Surg 1988;17:232–236.
28. Al-Faraje L. Surgical Complications in Oral Implantology: Etiology, Prevention, and Management. Chicago: Quintessence, 2011:158.
29. Yousuf S, Tubbs RS, Wartmann CT, Kapos T, Cohen-Gadol AA, Loukas M. A review of the gross anatomy, functions, pathology, and clinical uses of buccal fat pad. Surg Radiol Anat 2010;32:427–436.
30. Poissonet CM, Burdi AR, Bookstein FL. Growth and development of human adipose tissue during early gestation. Early Hum Dev 1983;8:1–11.
31. Baker EW (ed). Head and Neck Anatomy for Dental Medicine. New York: Thieme, 2010:44,312.
32. Racz L, Maros TN, Seres-Sturm L. Structural characteristics and functional significance of the buccal fat pad. Morphol Embryol 1989;35:73–77.
33. Tideman H, Bosanquet A, Scott J. Use of the buccal fat pad as a pedicled graft. J Oral Maxillofac Surg 1986;44:435–440.
34. Loukas M, Kapos T, Louis RG Jr, Wartmann C, Jones A, Hallner B. Gross anatomical, CT and MRI analyses of the buccal fat pad with special emphasis on volumetric variations. Surg Radiol Anat 2006;28:254–260.
35. Vuillemin T, Raveh J, Ramon Y. Reconstruction of the maxilla with bone grafts supported by the buccal fat pad. J Oral Maxillofac Surg 1988;83:257–264.
36. Dubin B, Jackson IT, Halim A, Triplett WW, Ferreira M. Anatomy of the buccal fat pad and its clinical significance. Plast Reconstr Surg 1988;83:257–264.
37. Tuli P, Parashar A, Nanda V, Sharma RK. Delayed buccal fat pad herniation: An unusual complication of buccal flap in cleft surgery. Indian J Plast Surg 2009;42:104–105.
38. Zhang HM, Yan YP, Qi KM, Wang JQ, Liu ZF. Anatomical structure of the buccal fat pad and its clinical adaptations. Plast Reconstr Surg 2002;109:2509–2518.
39. Tostevin PM, Ellis H. The buccal fat pad: A review. Clin Anat 1995;8:403–406.
40. Kahn JL, Wolfram-Gabel R, Bourjat P. Anatomy and imaging of the deep fat of the face. Clin Anat 2000;13:373–382.
41. Stuzin JM, Wagstrom L, Kawamoto HK, Baker TJ, Wolfe A. The anatomy and clinical applications of the buccal fat pad. Plast Reconstr Surg 1990;85:29–37.
42. Jackson IT. Anatomy of the buccal fat pad and its clinical significance. Plast Reconstr Surg 1999;103:2059–2060.
43. Ramirez OM. Buccal fat pad pedicle flap for midface augmentation. Ann Plast Surg 1999;43:109–118.
44. Neder A. Use of buccal fat pad for grafts. Oral Surg Oral Med Oral Pathol 1983;55:349–350.
45. Egyedi P. Utilization of the buccal fat pad for closure of oroantral and/or oro-nasal communications. J Maxillofac Surg 1977;5:241–244.
46. Adeyemo WL, Ladeinde AL, Ogunlewe MO, Bamgbose BO. The use of buccal fat pad in oral reconstruction: A review. Niger Postgrad Med J 2004;11:207–211.
47. El Haddad SA, Abd El Razzak MY, El Shall M. Use of pedicled buccal fat pad in root coverage of severe gingival recession defect. J Periodontol 2008;78:1271–1279.
48. Zhong LP, Chen GF, Fan LJ, Zhao SF. Immediate reconstruction of maxilla with bone grafts supported by pedicled buccal fat pad graft. Oral Surg Oral Med Oral Pathol Oral Radiol Endod 2004;97:147–154.
49. Kim YK, Hwang JW, Yun PY. Closure of large perforation of sinus membrane using pedicled buccal fat pad graft: A case report. Int J Oral Maxillofac Implants 2008;23:1139–1142.
50. Hassani A, Khojasteh A, Alikhasi M. Repair of the perforated sinus membrane with buccal fat pad during sinus augmentation. J Oral Implantol 2008;34:330–333.
51. Wong K. Laser Doppler flowmetry for clinical detection of blood flow as a measure of vitality in sinus bone grafts. Implant Dent 2000;9:133–142.
52. Liversedge RL, Wong K. Use of the buccal fat pad in maxillary and sinus grafting of the severely atrophic maxilla preparatory to implant reconstruction of the partially or completely edentulous patient: Technical note. Int J Oral Maxillofac Implants 2002;17:424–428.
53. Proussaefs P, Lozada J. The "Loma Linda pouch": A technique for repairing the perforated sinus membrane. Int J Periodontics Restorative Dent 2003;23:593–597.
54. Aimetti M, Romagnoli R, Ricci G, Massei G. Maxillary sinus elevation: The effect of macrolacerations and microlacerations of the sinus membrane as determined by endoscopy. Int J Periodontics Restorative Dent 2001;21:581–589.

55. Rodriguez AM, Elabd C, Amri EZ, Ailhaud G, Dani C. The human adipose tissue is a source of multipotent stem cells. Biochimie 2005;87:125–128.
56. Dean A, Alamillos F, García-López A, Sánchez J, Peñalba M. The buccal fat pad flap in oral reconstruction. Head Neck 2001;23:383–388.
57. Brook RI, MacGregor AJ. Traumatic pseudolipoma of the buccal mucosa. Oral Surg Oral Med Oral Pathol 1969;28:223–225.
58. Matarasso A. Pseudoherniation of the buccal fat pad: A new clinical syndrome. Plast Reconstr Surg 1997;100:723–730.
59. Hines N, Lantos G. Herniation of the buccal fat pad into the maxillary antrum: CT findings in three cases. AJNR Am J Neuroradiol 2006;27:936–937.
60. Marano PD, Smart EA, Kolodny SC. Traumatic herniation of buccal fat pad into maxillary sinus: Report of case. J Oral Surg 1970;28:531–532.

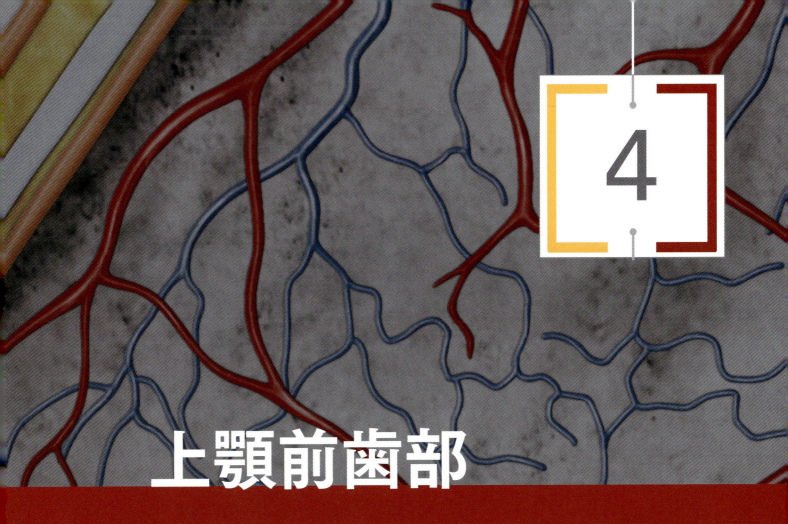

4 上顎前歯部

上顎前歯部のインプラント手術の解剖指標とさまざまな骨吸収形態における治療計画：鼻腔、眼窩下孔、上顎切歯孔と切歯管

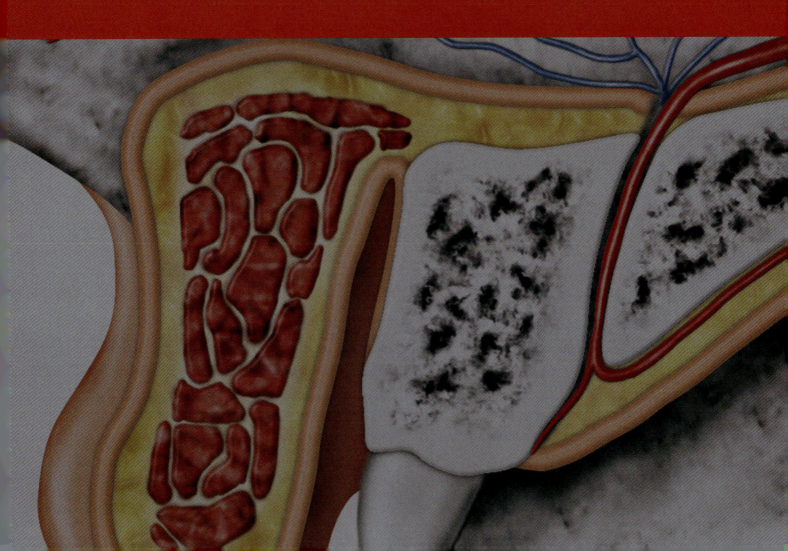

鼻腔

鼻の骨構造

　外鼻の骨構造は、上顎骨で大部分が構成される。上顎骨は、下方に歯槽突起と前鼻棘、上方に上顎骨の前頭突起があり、外鼻の骨側壁の強度に寄与する。側面は対になる鼻骨、上部は前頭骨で、これらにより、鼻の骨橋が作られる。

　内鼻腔の骨構造を図4-1と図4-2に図示する。内部には上鼻腔の骨構造が、鼻骨の下部表面により形成され、その後方には前頭洞を含む前頭骨がある。副鼻腔天蓋の大部分は篩骨により形成される。篩骨内側は非常に薄く（篩板では嗅神経糸が貫通している）、外側は厚い。篩骨からは上鼻甲介および中鼻甲介が起始し、鼻腔の上壁から下方へはり出す。鼻の最後方には、蝶形骨洞とトルコ鞍を含む蝶形骨があり、トルコ鞍は脳下垂体を取り囲む。

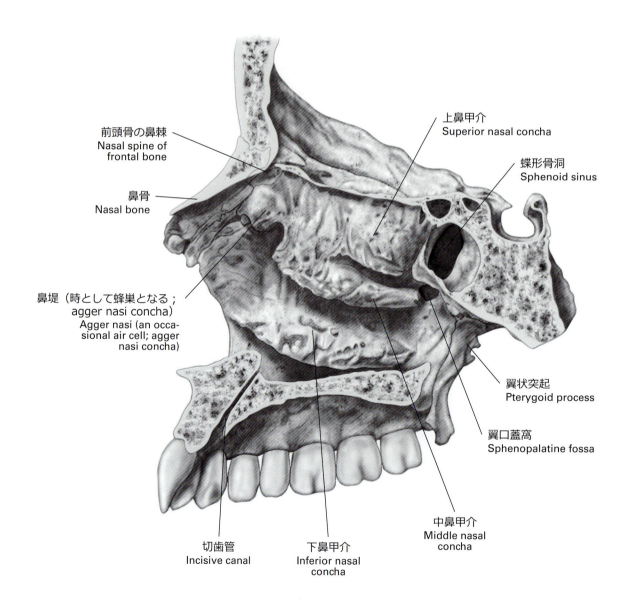

図4-1　鼻腔側壁の骨構造。

4章　鼻腔

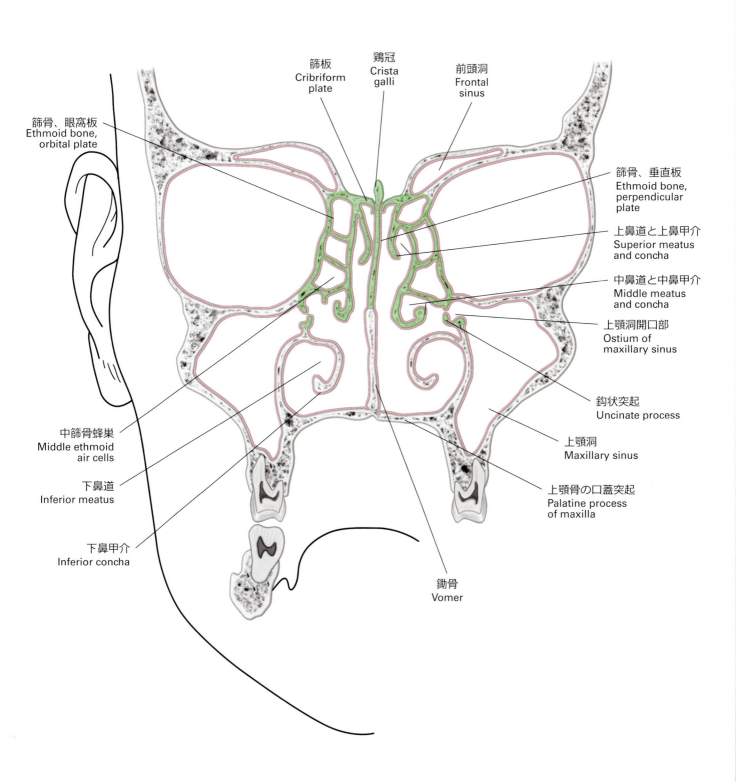

図4-2　鼻の骨構造の前面像。

鼻腔の側方骨壁は、前方は上顎骨で、下鼻甲介が起始している。上顎骨後方と下鼻甲介上方には、薄い涙骨が存在し、涙器がその上に存在する。後方には鼻腔側壁が続き、口蓋骨の垂直板によって形成される。また、口蓋骨の垂直板は前方で蝶口蓋孔に接している。蝶口蓋孔の後方には蝶形骨があり、これは翼状突起を含む。下方には鼻腔があり、上顎骨の歯槽突起および口蓋突起によって鼻腔の大部分が構成される。鼻腔後方では、残存する硬口蓋が口蓋骨の水平板により構成されている。骨性および軟骨性の鼻中隔の構造を図4-3に図示する。鼻腔の正中の支持は、前方は鼻中隔（四角）軟骨であり、鼻中隔軟骨はその前縁からおよそ2〜3cmの所で篩骨の垂直板に接合する。垂直板は骨中隔の上部を構成し、蝶形骨表面へ伸展する。この直下に鋤骨があり、これも蝶形骨表面へ伸びている。中隔の最下部の構成には、上顎骨および口蓋骨の鼻稜が部分的に関与する。

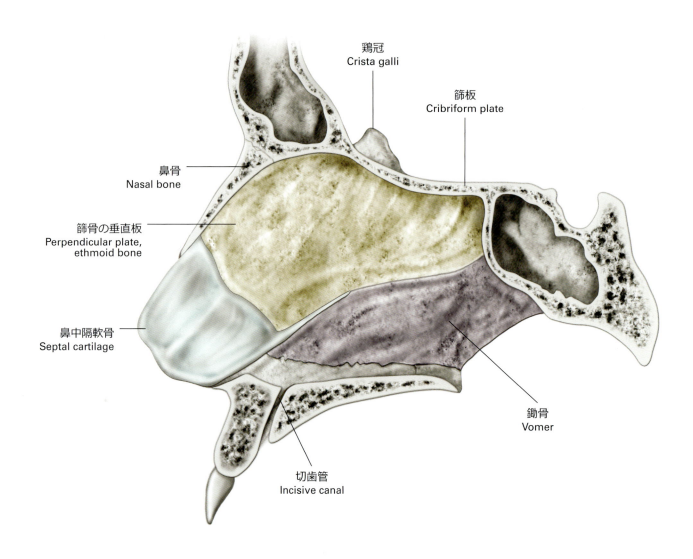

図4-3　鼻中隔における骨および軟骨構造。

鼻の裏打層

　鼻腔および洞内で裏打ちする軟組織は、空気調整と免疫防護の機能発揮に最適化された形態を示す。鼻と洞の大部分は、上皮の表層によって裏打ちされ、主に線毛円柱上皮細胞と、少数の杯細胞で構成される。この下層には、血管と腺層を含む厚い固有層の上に、無細胞基底膜が存在する。これらすべての下に骨膜が位置する。鼻の種々の領域で、特別な機能を発揮するために、この層の種類に差がみられる。鼻腔の最前方部は、扁平上皮細胞層に裏打ちされ、防護に適する。鼻甲介と鼻中隔粘膜の一部には、吸気の湿潤のために密集した多数の血管が存在する。下鼻甲介は、この目的にとくに適している。副鼻腔の裏打層は、鼻腔の裏打層よりも薄くなり、杯細胞が少ない。このため、1日に鼻粘膜により産出される粘液量はおよそ500mLとなる。鼻と副鼻腔の線毛細胞は協調して、嚥下時副鼻腔の外、鼻後方へと粘液を押し流す。層の上に二層形成されている粘液は、自然免疫のタンパク質を含む漿液性のゾル層と、その表面に浮遊する粘液性のゲル層から構成される。線毛は、ゾル層を貫通して伸展し、1分間に3～25mmの速度でゲル層を掃き流す。エアロゾル化した病原菌や塵がねばねばした粘液に接すると、粘液に取り込まれて鼻から外へと掃き出される。

鼻腔の血液供給

　鼻腔と上顎洞は血管がきわめて豊富である。図4-4と図4-5は鼻の動脈供給を示す。もっとも大きく寄与するのは顎動脈（外頸動脈の枝）の枝の蝶口蓋動脈である。蝶口蓋動脈は翼口蓋窩と蝶口蓋孔を通過して鼻腔に入り、上顎洞後壁のすぐ後方を走行する。鼻に入るとすぐに、蝶口蓋動脈は鼻腔側壁と鼻甲介への血液供給のために前方へ分枝する。さらに蝶口蓋動脈は、鼻中隔へ血液供給のために蝶形骨面を越え、大きな枝を後方および内側へ分枝する。蝶口蓋動脈は鼻への血液供給の80％超を占める。

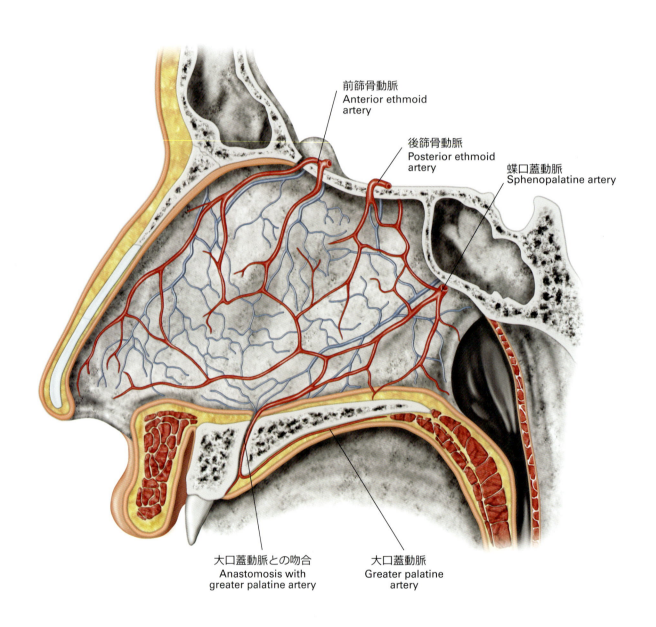

図4-4　鼻中隔の血管分布。

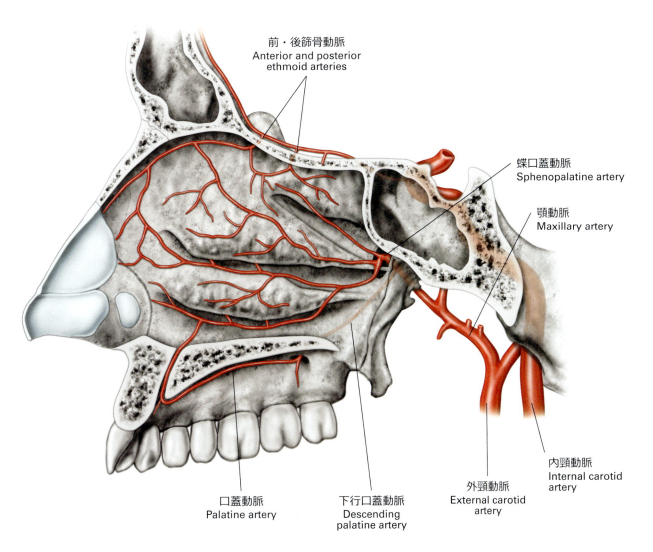

図4-5 鼻腔側壁の血管分布。

顎動脈循環からもう1本の動脈が鼻腔に寄与している。下行口蓋動脈は大口蓋動脈になり、これは大口蓋孔を通過して口腔内へ出る。その後に口蓋に沿って前方へ走行し、切歯管を通って鼻腔へ再び入り、そこで鼻中隔前部の翼口蓋動脈の枝と吻合する。内頸動脈も動脈枝を鼻腔と副鼻腔へ供給している。眼動脈は眼窩を通って前方へ走行し、後篩骨動脈と前篩骨動脈に分枝し、頭蓋底に沿って鼻腔に入り、篩骨蜂巣天蓋を横切り、篩板を通って頭蓋腔へ再び入る（図4-6）。これら脈管の分枝は鼻腔側壁、副鼻腔、そして鼻中隔上部へ血液を供給する。鼻腔の静脈は動脈走行と類似する。

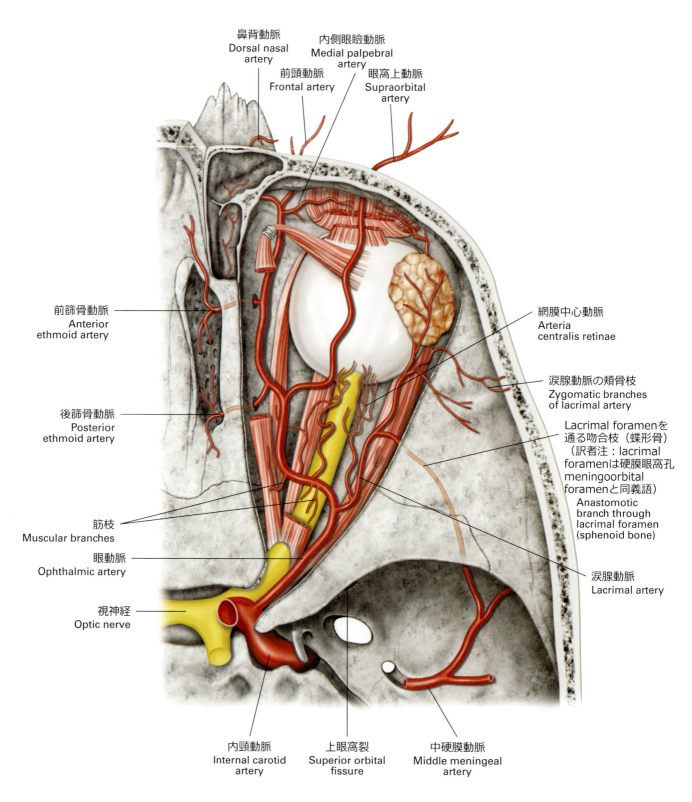

図4-6　篩骨動脈の起始。

鼻腔の神経分布

　鼻腔と副鼻腔は、感覚神経、自律神経および特殊感覚神経に支配される。鼻腔の神経分布を図4-7に示す。神経分枝は前述の血管分布様式と類似する。感覚神経分布の大部分は三叉神経第2枝（V2）を経由し、第1枝（V1）からの神経分布もほぼ同様となる。翼口蓋神経節は神経分枝を供給し、鼻口蓋神経を含み、この神経の走行は蝶口蓋動脈の動脈枝に類似する。前篩骨神経および後篩骨神経は鼻腔上部と副鼻腔に分布し、鼻毛様体神経（三叉神経第1枝（V1）の眼神経の枝）より生じる。嗅上皮は上鼻甲介の上面、篩板および鼻中隔にみられる。この特殊粘膜内には嗅覚受容体ニューロンを認め、においを感じとるために粘膜表面へ樹状突起を伸ばしている。これらニューロンの軸索は篩板を通って嗅球へ伸びており、嗅皮質へ信号を送る。

　図4-8はヒト屍体の頭骨のさまざまな切断面からの鼻腔を示す。

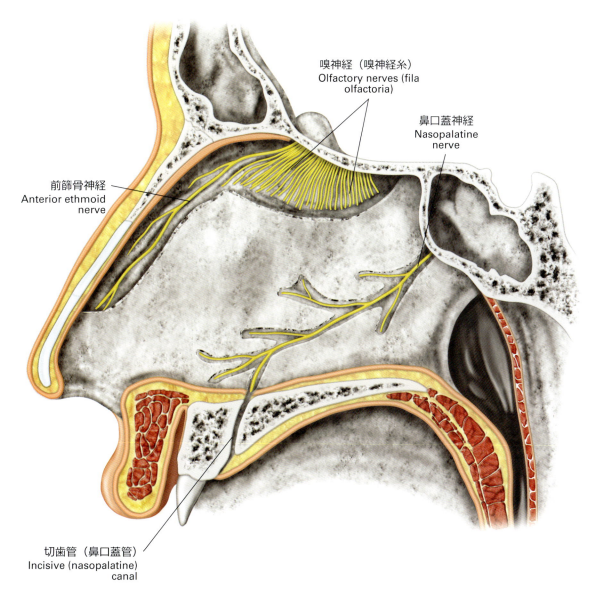

図4-7　鼻腔の神経分布。

4 上顎前歯部

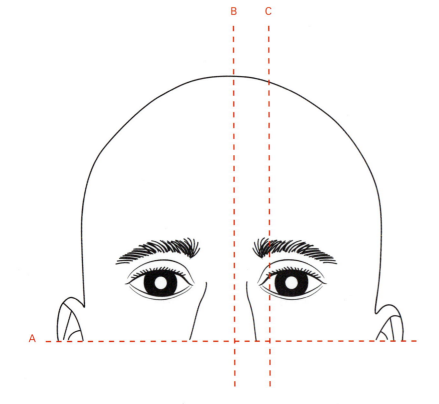

割面A：頬骨の中央の周囲

割面B：鼻中隔のすぐ右側（前方から標本を見たとき）

割面C：鼻腔側壁のすぐ左側（副鼻腔の内側壁）

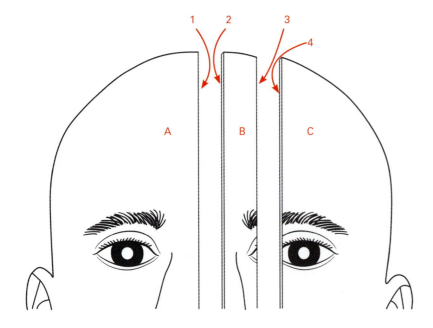

断面1は割面Bで分割後の鼻中隔の左側を示している。

断面2は割面Cで分割後の鼻腔左側側壁を示している。

断面3は（左側副鼻腔側から見た）スライスBを示している。

断面4はスライスCを示している。

図4-8

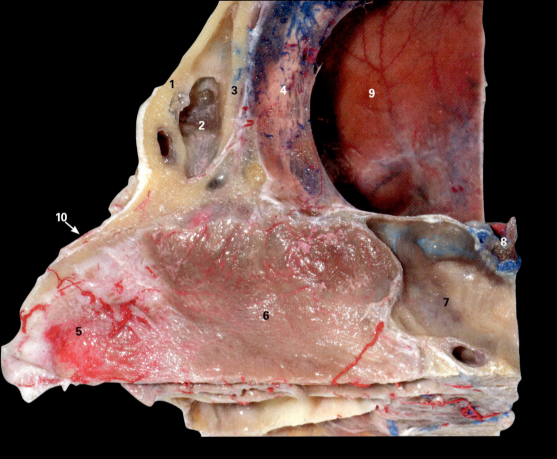

断面 1

1. 前頭洞の前壁
2. 前頭洞
3. 前頭洞の後壁
4. 大脳鎌
5. 鼻中隔(軟骨)
6. 鼻中隔(篩骨の垂直板および鋤骨)
7. 蝶形骨洞
8. トルコ鞍および下垂体
9. 前頭蓋窩
10. 鼻骨

上顎前歯部

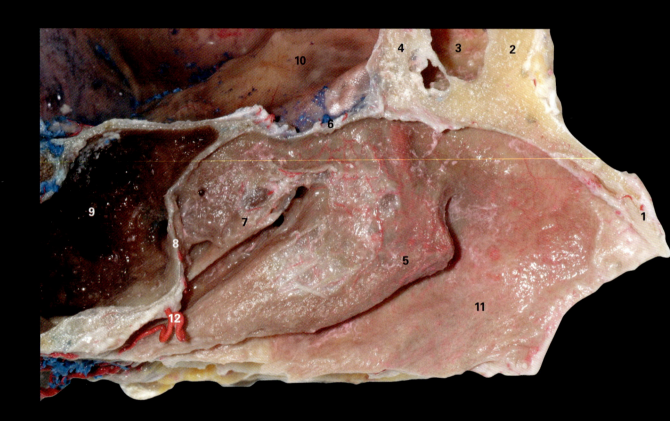

断面2

1. 鼻骨
2. 前頭洞の前壁
3. 前頭洞
4. 前頭洞の後壁
5. 中鼻甲介
6. 篩板
7. 上鼻甲介
8. 蝶形骨洞の前壁
9. 蝶形骨洞
10. 前頭蓋窩
11. 鼻腔側壁
12. 蝶口蓋動脈の中隔枝

4章 鼻腔

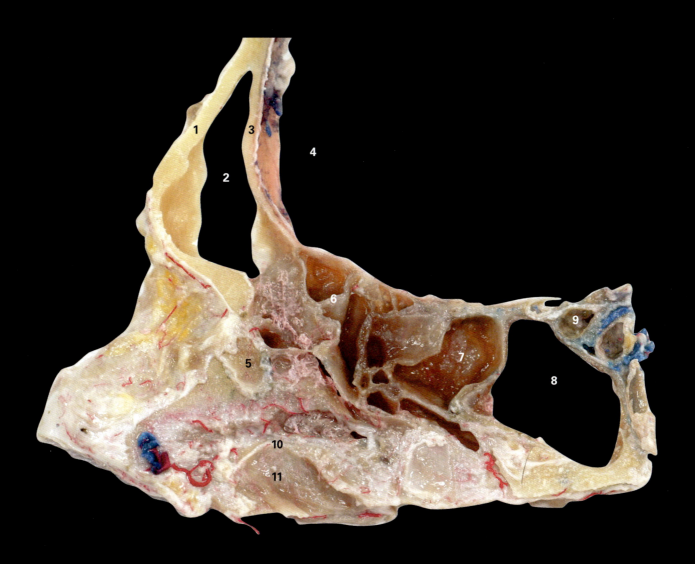

断面3

1. 前頭洞の前壁
2. 前頭洞
3. 前頭洞の後壁
4. 前頭蓋窩
5. 鼻堤蜂巣
6. 前篩骨蜂巣
7. 後篩骨蜂巣
8. 蝶形骨洞
9. トルコ鞍と鞍内
10. 下鼻甲介の付着
11. 下鼻道

上顎前歯部

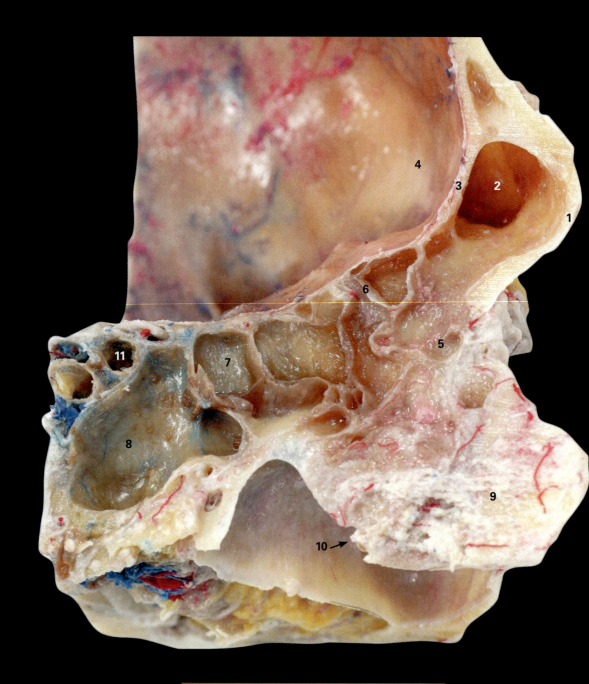

断面 4

1. 前頭洞の前壁
2. 前頭洞
3. 前頭洞の後壁
4. 前頭蓋窩
5. 鼻堤蜂巣
6. 前篩骨蜂巣
7. 後篩骨蜂巣
8. 蝶形骨洞
9. 鼻腔側壁
10. 上顎洞
11. トルコ鞍と鞍内

4章　鼻腔

この断面は、前出の断面とは別の標本の鼻の側壁を示している。

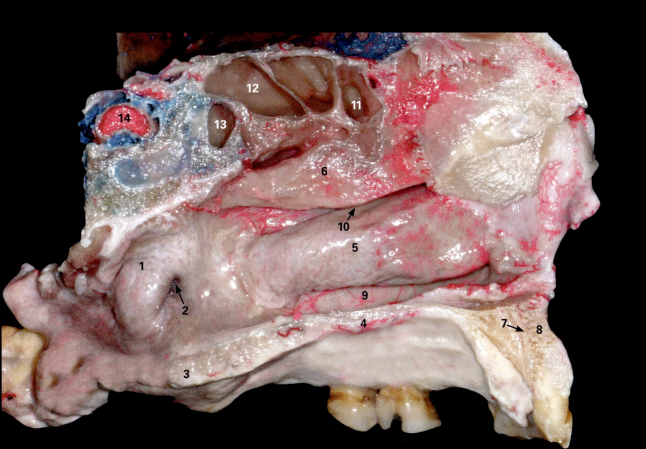

眼窩下孔

　　眼窩下孔は眼窩下縁直下に位置する。眼窩下神経および眼窩下動脈の開口部である。形態および位置は一定していなく、2つまたは3つの外側開口部も存在する。その位置は顔面頭蓋骨の形態には依存しない。開口部は後方に傾きながら内側方向に開口するため、皮膚から容易には確認できない。管を形成する眼窩下溝は、完全に閉鎖性である（図4-9）。

　　眼窩下神経は、三叉神経節から起こる三叉神経の第2枝である上顎神経の枝である。硬膜枝を分枝した後、眼窩下神経は正円孔を通過して翼口蓋窩に入り、頰骨神経、翼口蓋/鼻口蓋神経（翼口蓋神経節の枝）、眼窩下神経に分岐する。

　　眼窩下神経は眼窩下裂を通って眼窩に入る（臼歯部に向かう後上歯槽枝と、中上歯槽枝を分枝後）。眼窩下神経は、前上歯槽枝を分枝点の眼窩底の眼窩下溝と眼窩下管を横断し、眼窩下孔で顔面に現れ、眼窩下神経の終枝となる。終枝で神経は上唇挙筋の真下に位置し、鼻の側壁（外鼻枝および内鼻枝）や下眼瞼（下眼瞼枝）、上唇（上唇枝）を支配するいくつかの枝に分かれ、顔面神経線維と合流する（図4-10）。

　　顔面動脈は上顎骨の前頭突起に沿って骨溝を走行し、上唇・鼻・下眼瞼に分布する鼻背動脈・眼窩下動脈と吻合する（図4-11）。

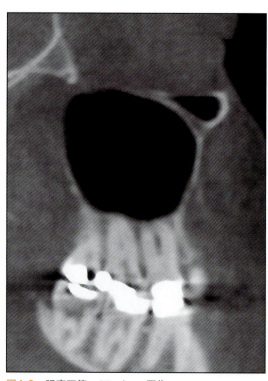

図4-9　眼窩下管のCTスキャン画像。

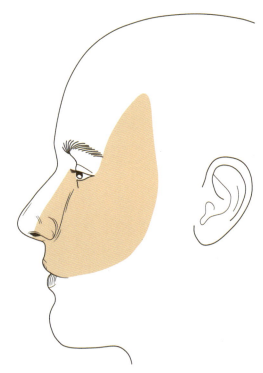

図4-10　眼窩下神経を介した上顎神経の分布領域。

4章 眼窩下孔

口腔インプラント学における外科的重要性

　眼窩下神経は、側方アプローチによる上顎洞底挙上術におけるフラップ翻転時や、極度に骨吸収した上顎前歯部にインプラント埋入のフラップ翻転時に損傷する可能性があり、上唇の異常感覚が生じうる。術前にCTスキャンによって神経の正確な位置を把握し、フラップ翻転を眼窩下孔から下方に十分な距離をもって設定し、慎重に軟組織を取り扱い、術中にはリトラクターを神経から離れた安全な距離で保持すれば、眼窩下神経の損傷は最小限となる。

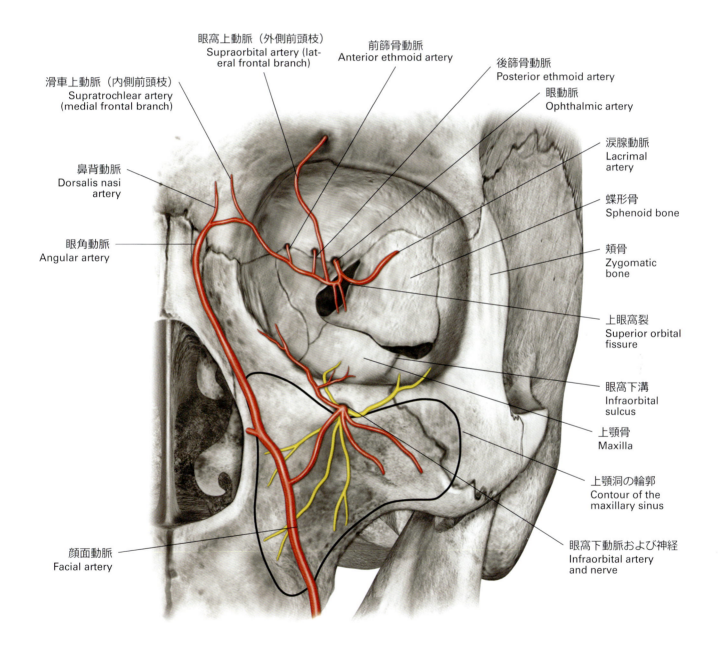

図4-11　顔面動脈が眼窩下動脈と吻合する。

上顎切歯孔と切歯管

切歯管は通常、上顎の正中線上で、日常的なパノラマX線の中央の溝の後方に位置し、明確に観察することはできない[1]。通常のX線では、切歯管嚢胞などの病変は根尖病巣と誤診断する可能性がある[2]。切歯管には、鼻口蓋神経と大口蓋動脈の前枝を含み、管内には少なくとも2つの管束があり（図4-12）、管内には、神経および動脈が存在する[3]。

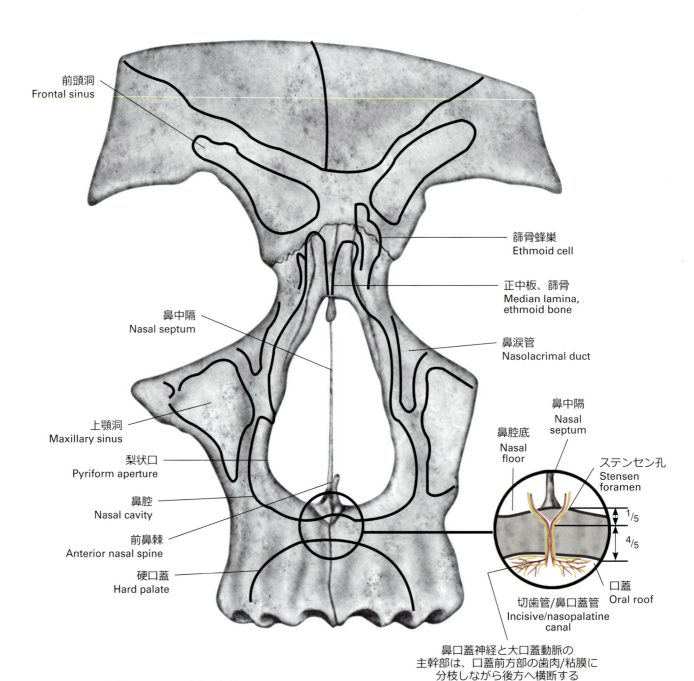

図4-12　上顎切歯管の解剖。

4章　上顎切歯孔と切歯管

- 鼻口蓋神経：上顎神経の翼口蓋神経節から分枝した上後鼻枝の枝。前下方へ走行して切歯孔を通過し、口蓋の前方部に分布し、大口蓋神経と交通する。このため、上顎前歯部、上顎中切歯、鼻中隔、または鼻腔底領域の手術麻酔時には、切歯孔へ注射することもある。
- 大口蓋動脈の前枝：大口蓋動脈は大口蓋管から起こり、大口蓋孔を通り口蓋に沿って切歯管へ走行し、鼻腔に入り鼻中隔上で蝶口蓋動脈と吻合したり、管自体が吻合することもある。

形態学

　鼻口蓋管は一般的に平均長8.1mmの管である。その口蓋開口部は切歯孔で平均内径4.6mmである。多くは鼻腔底の直下に2つの開口部を示すが、ときに1つだけ、または反対に3、4個認めることもある。鼻腔底における鼻口蓋管構造体の平均最大幅径は4.9mmである。鼻口蓋管の前方における上顎の幅径は7.4mmである。しかし、鼻口蓋管の形態と寸法は、解剖学的多様性を示す[4]。

　Iordanishvili[5]は、254のヒト頭蓋骨の研究で、切歯管開口部は上顎口蓋突起の下面に位置し、正中線に沿って、中切歯歯冠の近心傾斜角によって作られるポイントから9.8mm±0.2mmの距離に性差なく存在することを発見した。成人における切歯管開口部と中切歯歯根の間の距離は3.5mm±0.1mmである。

　重要なことは、吸収した上顎前歯部では切歯管の前方部と上顎骨の頬側骨壁の間の距離が短くなり、有歯顎の上顎前歯部よりもかなり小さくなる。切歯孔を伴う大きな骨吸収では適切なインプラント埋入が困難となる。

上顎切歯孔と切歯管のCT評価

CTは切歯孔の位置や大きさ、切歯孔の正確な形態、さらに切歯管と頬側骨壁との間の距離評価を明確とする。図4-13と図4-14は切歯孔および切歯管の異なる大きさ、さらに歯槽頂との多様な位置関係を示す。

口腔インプラント学における外科的重要性

切歯管へのインプラント埋入のような術中の潜在的合併症を避けるには、切歯管の形態や位置を明らかにし、切歯管より頬側の埋入可能な前歯部の骨幅評価には、クロスセクショナル像による術前の入念な観察を推奨する。

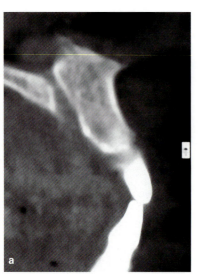
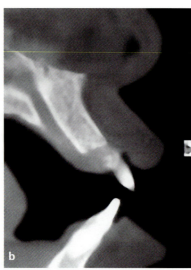
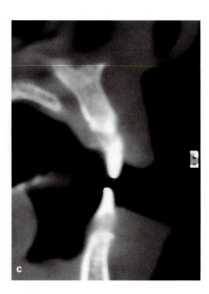

図4-13 （aからc）歯槽頂レベルと切歯管とのさまざまな位置関係。

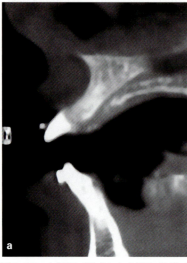
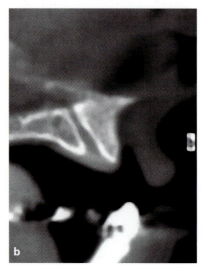
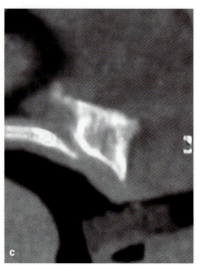

図4-14 （a）著しく狭小した上顎切歯管。（bとc）非常に近接した切歯孔と歯槽頂部。cはさらに萎縮した状態。

4章　上顎切歯孔と切歯管

切歯管への移植（切歯管の収縮）

　症例によっては、切歯管の存在により、上顎中切歯部の欠損補綴におけるインプラント埋入が妨げられる症例もある（**図4-15**）。理想的な補綴計画において必要であるならば、切歯管の神経や血管を切除し、即時あるいは待時インプラント埋入のための骨移植材を補填することは、患者にとって不利益のない現実的な術式となる[6-8]。切歯管の神経と動脈は大口蓋神経と動脈と吻合しており、即時に再脈管形成が行われ3〜6ヵ月以内にそのエリアの神経の再支配が徐々に生じる。それでもなお、口蓋前方の感覚消失が起こる可能性はあり、患者には事前説明を必要とするが、患者の不平要因になることはきわめて稀である。

　手術は局所麻酔下にて遂行される。全層弁で剥離し、十分な注水下にてキュレットやラウンドバーを用いて完全に切歯管の内容物を除去し、切歯管の骨内が十分な血液で満たされるようにする。そして、同時または段階法でのインプラント埋入のために骨移植材（自家骨または異種骨と人工骨の混合）を留置する。

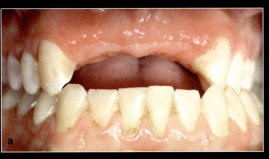
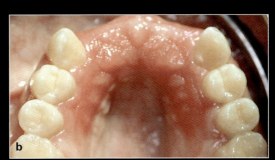
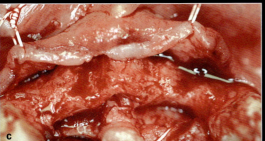
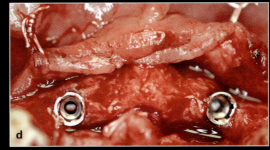
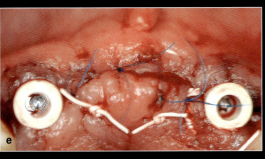
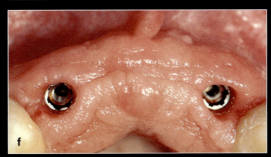

図4-15　中切歯部（aからc）が骨吸収し、切歯管除去および骨移植を行わなければ中切歯部へのインプラント埋入が困難であった症例。この症例では、4ユニットのインプラント支持固定性補綴のため側切歯部（dからh）へインプラント埋入を行い、このような手技を避けた。注：両側ではなく片側のみの側切歯の欠損症例では、切歯管への移植は、インプラント支持型固定性補綴に必要となったであろう。このため、上顎切歯管移植は無歯顎を含む高度に骨吸収した症例だけではなく、前歯部1歯欠損の患者にも必要となる。

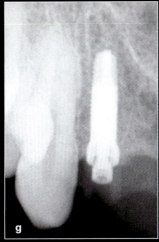
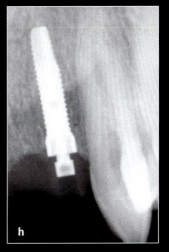

不十分な骨構造をもつ上顎前歯部

　著者は歯槽骨の自然な骨吸収パターンの分類を考案した(図4-16)。この分類では、歯の喪失後、歯槽骨は徐々に骨幅が減少し最終的に重度の骨欠損となり、そして骨高径の減少が始まると言われているが、著者はむしろ初期の骨幅の吸収の後には2つの異なる吸収パターンを示すと考える。すなわち、歯槽骨全体に沿って骨幅が急激に吸収するか、あるいは根尖側半分には十分な骨量が残存して歯槽頂の半分までしか急激な骨幅の吸収は起きないというものである。骨吸収パターンは骨造成が必要な顎堤への骨移植手技には、これら2つの異なるパターンを知り、CT評価と治療計画立案時に、CT像からどちらのパターンであるかの判断が重要となる。

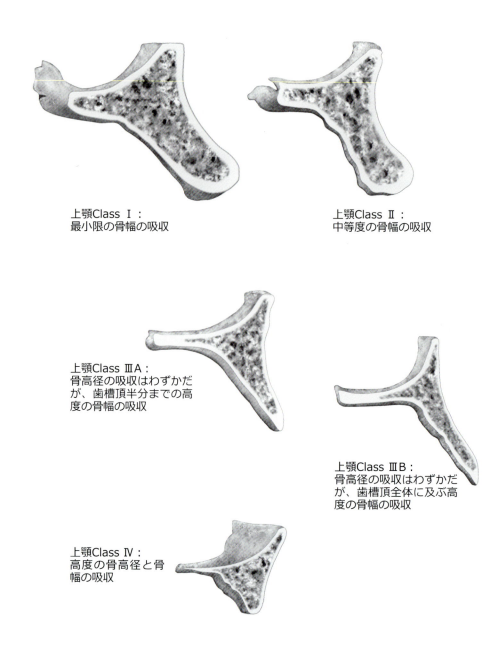

上顎Class Ⅰ：
最小限の骨幅の吸収

上顎Class Ⅱ：
中等度の骨幅の吸収

上顎Class ⅢA：
骨高径の吸収はわずかだが、歯槽頂半分までの高度の骨幅の吸収

上顎Class ⅢB：
骨高径の吸収はわずかだが、歯槽頂全体に及ぶ高度の骨幅の吸収

上顎Class Ⅳ：
高度の骨高径と骨幅の吸収

図4-16　Al-Farajeによる上顎前歯部における骨吸収パターンの分類。

上顎歯槽骨欠損における臨床対応

以下に上顎歯槽骨欠損における対応の基本原則を示す。

- CTスキャン上での正確な骨吸収パターンの判定。
- Class Ⅰの骨吸収（Al-Farajeの分類）では、骨吸収は幅・高さとも最小限であるためレギュラーまたはワイドプラットフォーム径でも埋入が可能（最近の歯牙欠損）。
- Class Ⅱの骨吸収では、同時法の骨移植手技を用いないで埋入が可能。しかし、インプラントの頬側および口蓋側に十分な骨の厚みを確保するためにはナロープラットフォーム径のインプラントを選択する。
- Class ⅢAの骨吸収では、歯槽骨整形を行い、インプラント埋入前に皮質骨スプリットテクニックを用いた骨造成か、同時にGBR法を行いインプラント埋入か、ブロック骨移植を行い待時インプラント埋入か、を選択する。3つのテクニックが応用可能だが、リッジスプリッティングはもっとも容易で、このタイプの上顎骨吸収ではもっとも信頼性が高い。図4-17は本手技のステップを示す。図4-18は臨床例を示す。
- Class ⅢBの骨吸収では、スプリッティングテクニックは不可能であり、またブロック骨移植は母床骨の厚みが非常に小さく困難となる。推奨手技はチタンメッシュとrhBMP-2/吸収性コラーゲンスポンジの移植材を用いたGBR法となる。
- Class Ⅳの骨吸収では、垂直的骨造成法として次の3つのテクニックが応用できる：ブロック骨移植、仮骨延長術、インターポジショナルグラフト。前歯部にある程度の高径がある場合は、鼻腔底挙上術の適応となる場合がある。骨吸収の重症度と吸収した顎堤頂の位置（前方か後方か）を考慮して術式選択を行う。

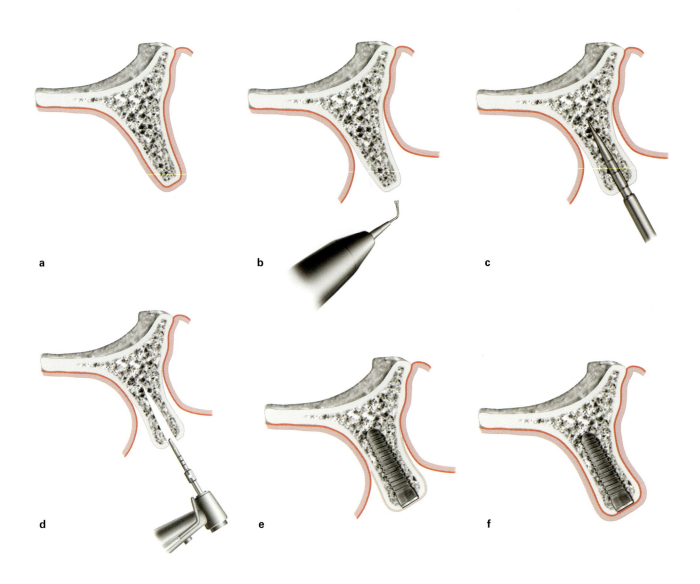

図4-17　Split-corticalテクニックによるリッジエキスパンジョン。(a)手技適応を確定するために、CTスキャンにて吸収パターンに基づき患者を評価。(b)全層弁による剥離と必要に応じて骨頂レベルの均等化を行った後、ピエゾトームを用いて歯槽骨の中央を長軸方向に切削。(c)リッジスプリッティングチゼルを用い、必要に応じて歯槽骨を拡大。(d)1本または2本のドリルを用いてインプラント埋入窩形成。(e)2回法プロトコールによるインプラント埋入を行い、インプラント間のギャップに骨移植材を填入し吸収性メンブレンにより被覆。(f)術野を縫合。

4章　不十分な骨構造をもつ上顎前歯部

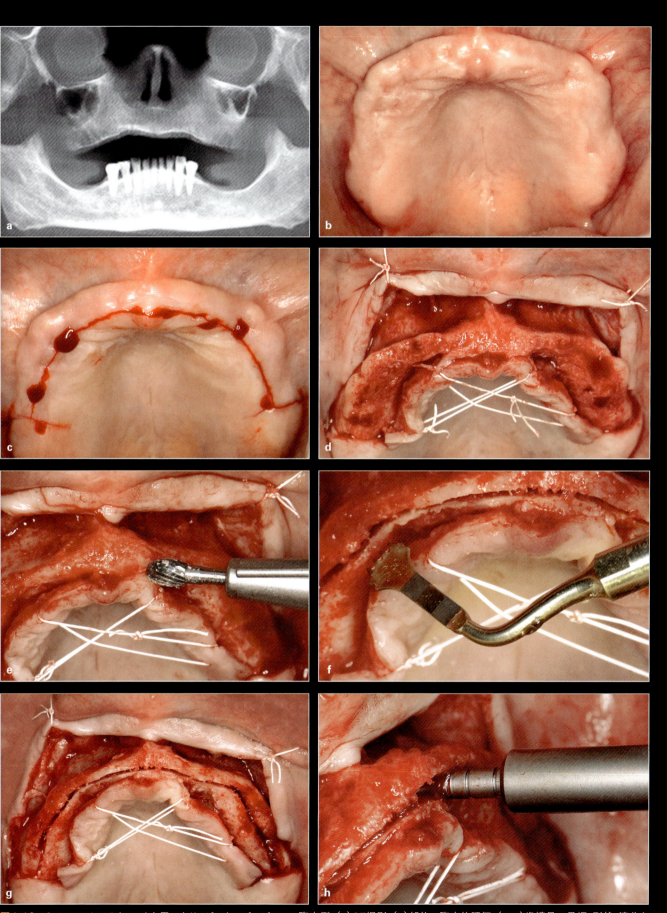

図4-18　Split-corticalテクニックを用いたリッジエキスパンジョンの臨床例。(a)CT撮影。(b)部位の臨床的評価。(c, d)歯槽骨の骨幅、形状、湾曲を確認するために全層弁による剥離。(e)骨整形用バーによる歯槽骨の平坦化および骨レベルの均等化。(f, g)ピエゾトームを用いて歯槽骨の中心に水平的に切削を拡大。(h)エキスパンジョンチゼルによってさらに歯槽頂を拡大。

上顎前歯部

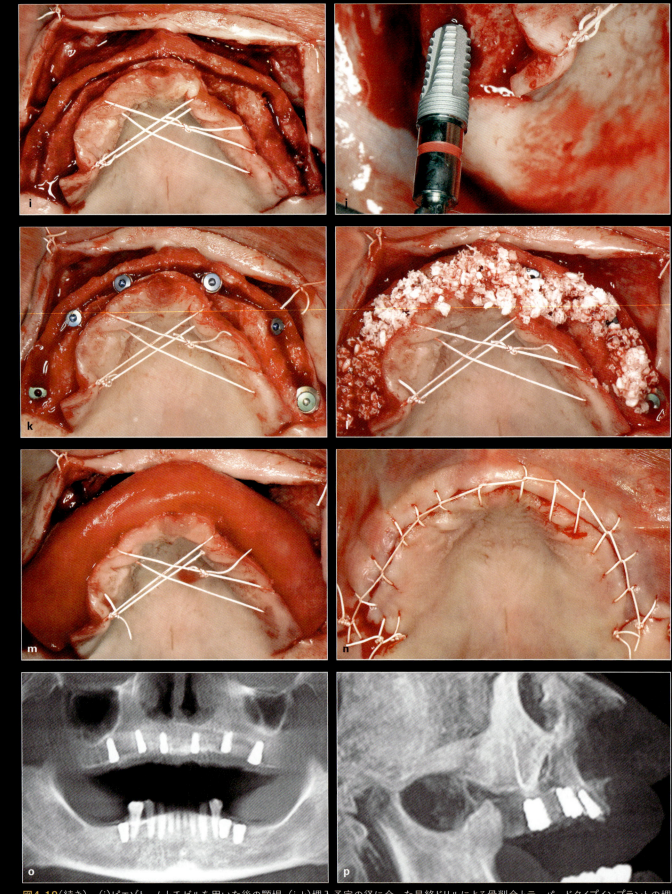

図4-18（続き） （i）ピエゾトームとチゼルを用いた後の顎堤。(j, k)埋入予定の径に合った最終ドリルによる骨削合とテーパードタイプインプラントの埋入（DIO Implant system）。(l)骨移植材によってインプラント間のギャップを填塞（Bio-Oss, Geistlich）。(m)コラーゲン創傷被覆材（OraTape, Salvin）の設置。(n)切開部のゴアテックス縫合糸（Gore Medical）による初期閉鎖縫合。(o, p)術後のCT画像。

参考文献

1. Kraut RA, Boyden DK. Location of incisive canal in relation to central incisor implants. Implant Dent 1998;7:221–225.
2. Terry BR, Bolanos OR. A diagnostic case involving an incisive canal cyst. J Endod 1989;15:559–562.
3. Song WC, Jo DI, Lee JY, et al. Microanatomy of the incisive canal using three-dimensional reconstruction of microCT images: An ex vivo study. Oral Surg Oral Med Oral Pathol Oral Radiol Endod 2009;108:583–590.
4. Mraiwa N, Jacobs R, Van Cleynenbreugel J, et al. The nasopalatine canal revisited using 2D and 3D CT imaging. Dentomaxillofac Radiol 2004;33:396–402.
5. Iordanishvili AK. Age-related characteristics and sex differences in the anatomical structure of the incisive canal [in Russian]. Sovetskaia Stomatologiia (Mosk) 1991;(4):25–27.
6. Rosenquist JB, Nyström E. Occlusion of the incisal canal with bone chips. A procedure to facilitate insertion of implants in the anterior maxilla. Int J Oral Maxillofac Surg 1992;21:210–211.
7. Marcantonio E Jr. Incisive canal deflation for correct implant placement: Case report. Implant Dent 2009;18:473–479.
8. Scher EL. Use of the incisive canal as a recipient site for root form implants: Preliminary clinical reports. Implant Dent 1994;3:38–41.

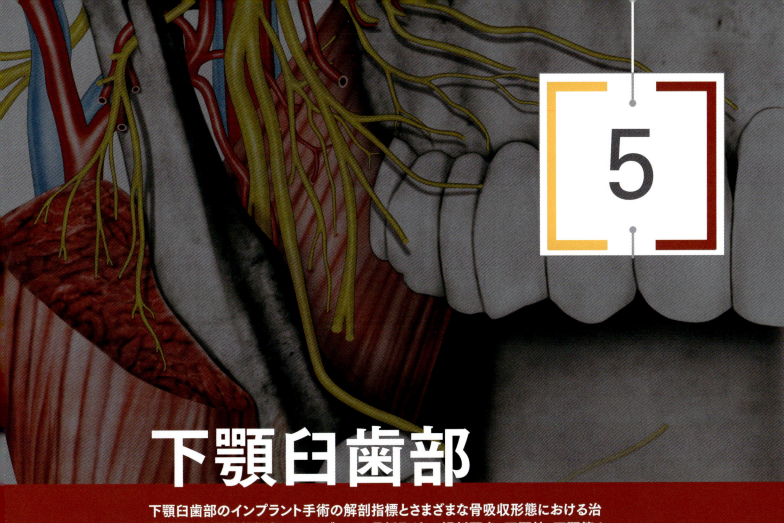

5

下顎臼歯部

下顎臼歯部のインプラント手術の解剖指標とさまざまな骨吸収形態における治療計画、下顎枝頬棚部からのブロック骨採取法の解剖要点：下顎枝、下顎管/下歯槽神経、舌神経、顎下腺窩

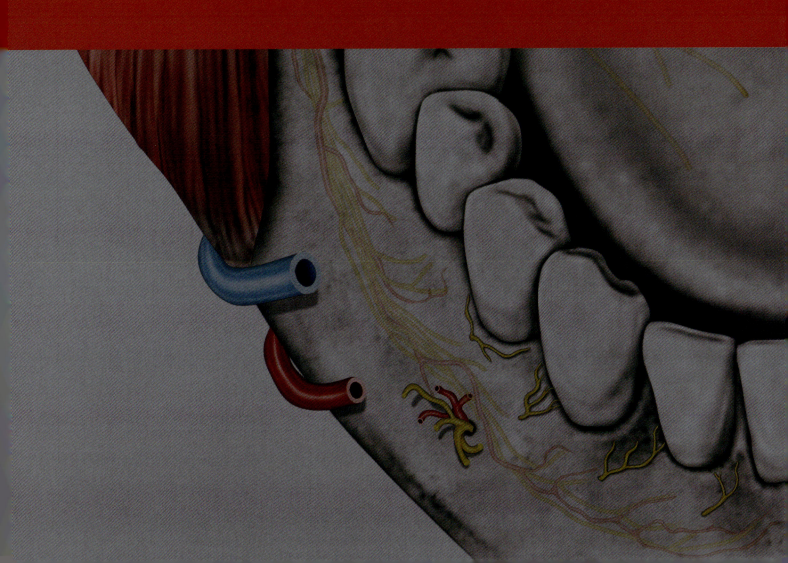

下顎枝

下顎枝の平均的近遠心幅は30.5mmで、下顎孔は下顎枝前縁からその2/3後方に位置する（図5-1）。

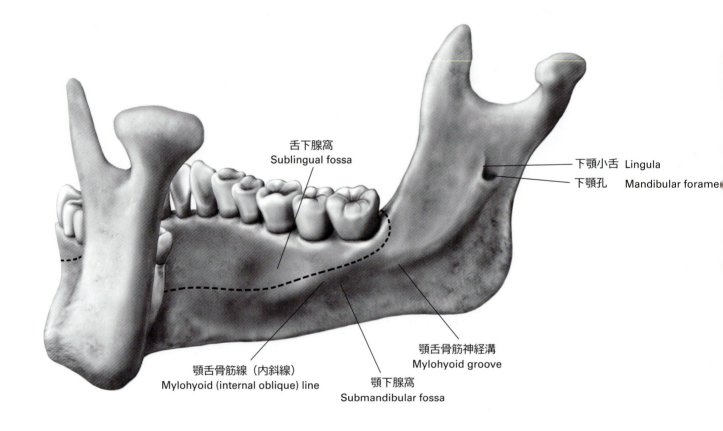

図5-1　下顎臼歯部舌側面。下顎孔の位置と大きさ。点線は口腔粘膜付着域。

5章　下顎枝

下顎枝頬棚からのブロック移植骨の採取[1-6]

　頬部は頬筋と咬筋から構成され、側方に牽引すると、組織は下顎臼歯部の骨供給部位を越えて伸展する。採取部位は外斜線、臼後三角、下顎体、下顎上行枝部を含む（図5-2）。顔面神経、顔面動脈、顔面静脈が走行する頬側切痕を咬筋前縁の下顎角に認める。

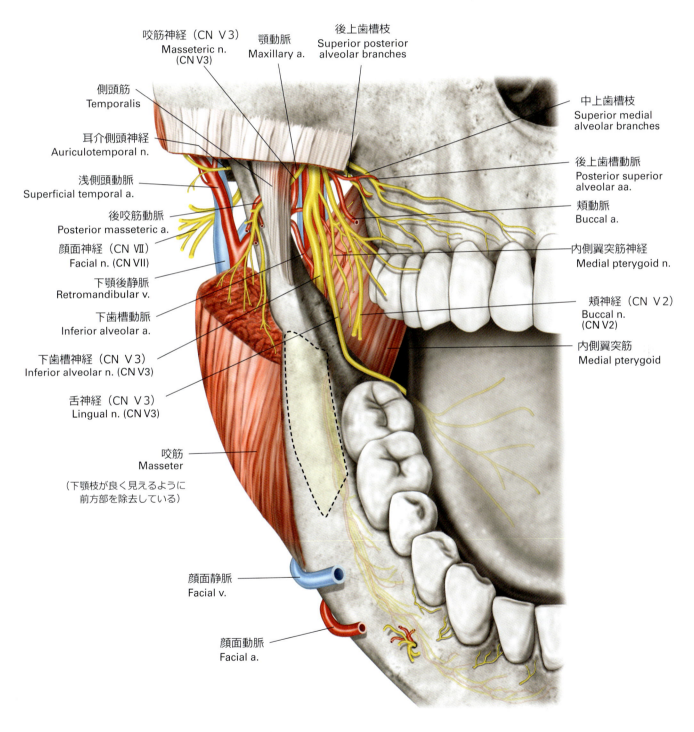

図5-2　下顎枝前方部の解剖。n.：nerve；a.：artery；aa.：arteries；v.：vein。

術前CT診査では、下顎管上端と下顎の（上）斜線との間の距離を少なくとも5mm必要とする。歯槽骨内の下顎管の頬舌的位置は同じではないが下顎孔から平均的な頬側皮質骨部までの距離（つまり海綿骨の厚さ）は、第一大臼歯遠心部で最大となる（平均4.05mm）（図5-3）。このため、大きな骨移植を計画する場合は、前方の縦の骨切りはこの部分に入れる（図5-4）。下顎管上縁と外斜線に沿った皮質骨表面までの平均的垂直距離は第二大臼歯部で7mm、第三大臼歯部で11mm、筋突起基部で14mmとなる。このため、小さい骨移植時の採取部位は、一般的には下顎管への接近を避けるため、下顎枝高位で行うこともある。

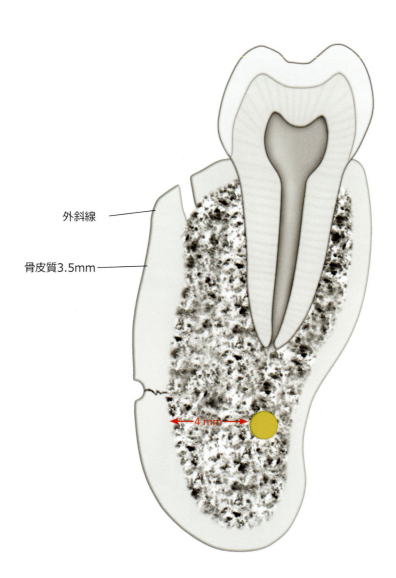

図5-3　第一大臼歯部での下顎の断面図。下顎管と平均的な頬側皮質骨との距離。

5章 下顎枝

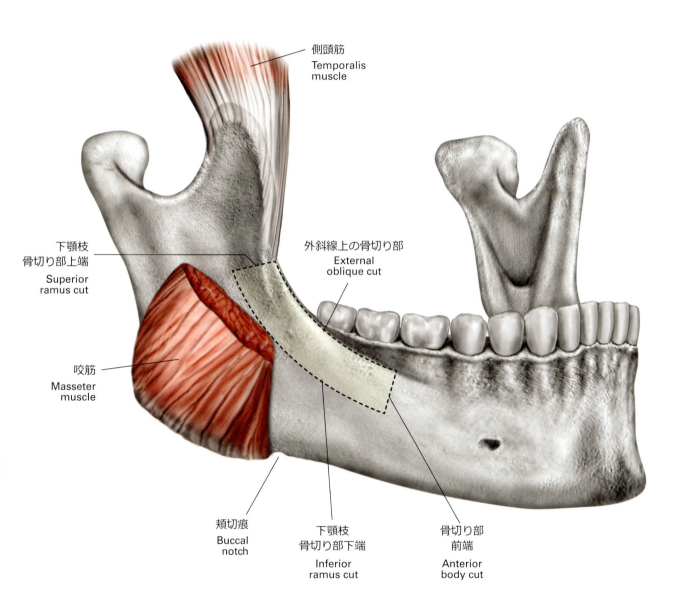

図5-4 下顎の側方面観。下顎枝頬棚からの骨採取に必要な4つの適切な骨切り位置(点線部)。

129

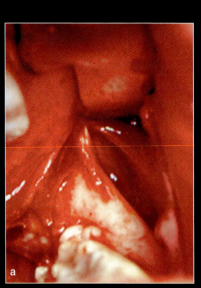
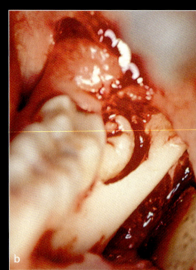
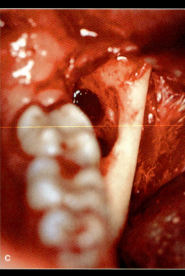
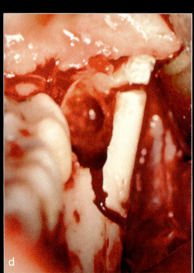
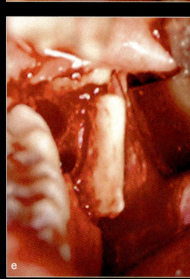
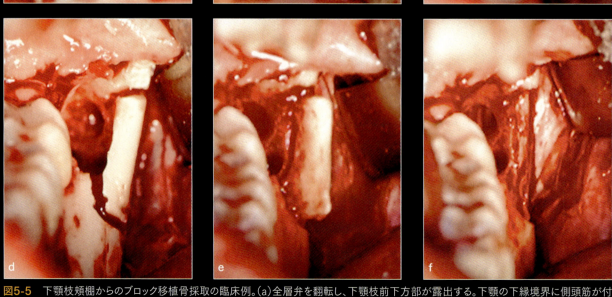

図5-5 下顎枝頬棚からのブロック移植骨採取の臨床例。(a)全層弁を翻転し、下顎枝前下方部が露出する。下顎の下縁境界に側頭筋が付着し、半埋伏の第三大臼歯を認めた。(b)第三大臼歯の側方骨の除去はブロック骨の厚さの目安となる。(c)第三大臼歯抜去後の下顎枝部位。(d)ブロック骨の中間部はやや前方へ拡大(移植部位に要する大きさによる)。(e, f)他の3ヵ所の骨切り後にブロック骨を採取。

図5-6と図5-7は、著者の考案した4つの異なった骨吸収段階の標本を示す。

1. 最小ないしはほとんど吸収がない（有歯顎骨）（**図5-6a, 図5-7a**）
2. 軽度の吸収（最近の歯牙喪失歴）（**図5-6b, 図5-7b**）。
3. 中等度から進展した吸収。通常、全体的に幅に大きな骨喪失と高さに中等度の骨喪失を認める（長期の歯牙喪失歴）（**図5-6c, 図5-7c**）。
4. 全体的に幅と高さに骨喪失を伴った高度な骨喪失（**図5-6d, 図5-7d**）。

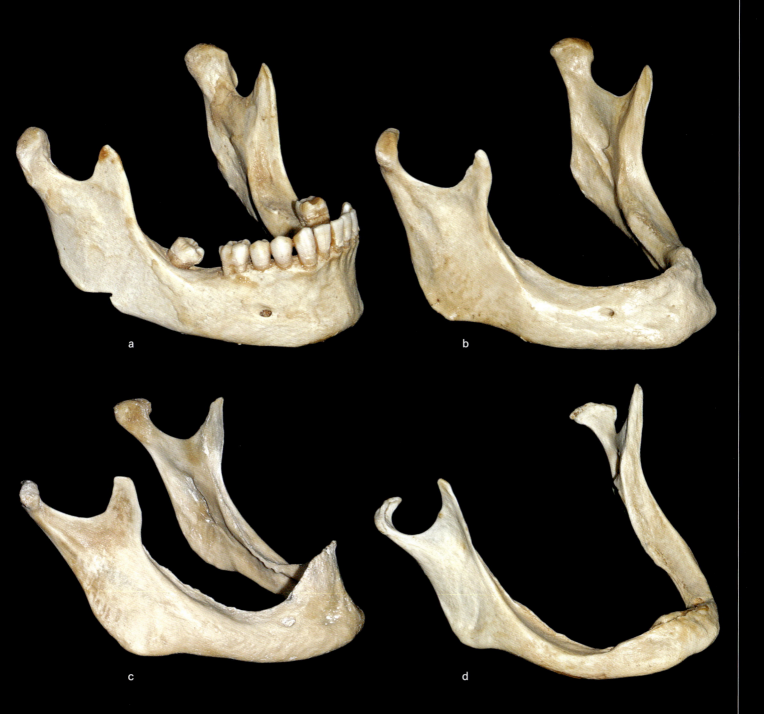

図5-6 骨吸収の4段階。(a)最小ないしはほとんど吸収がない。(b)軽度の吸収（最近の歯牙喪失歴）。(c)中等度から進展した吸収。通常、全体的に幅に大きな骨喪失と高さに中等度の骨喪失を認める（長期の歯牙喪失歴）。(d)全体的に幅と高さに骨喪失を伴った高度な骨喪失（かなり長期の歯牙喪失歴）。

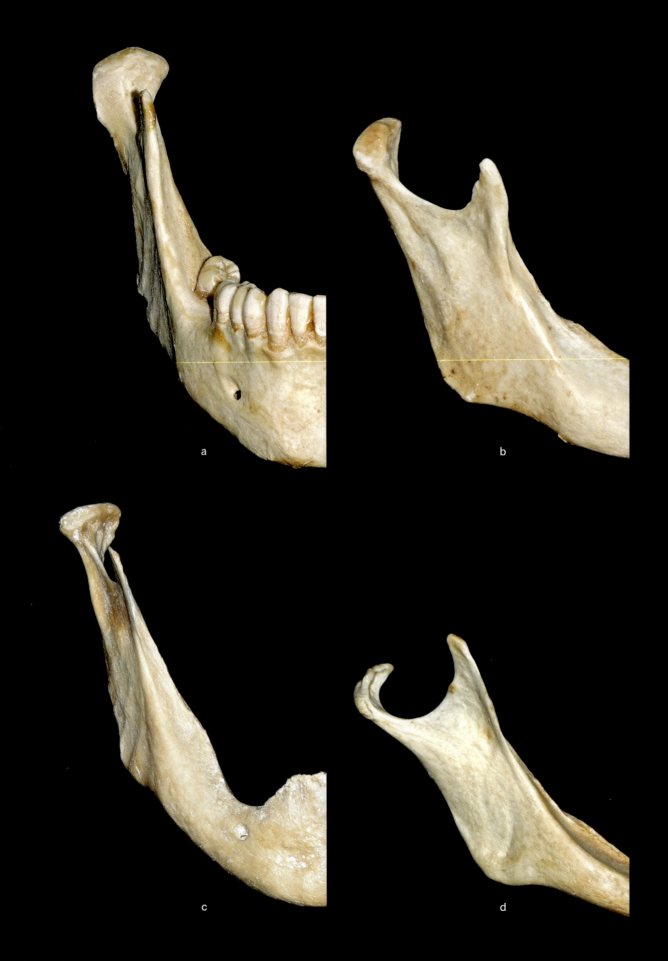

図5-7 図5-6で示した標本の前方面観。c, dにみられる進行した骨吸収を表す下顎骨上斜線の消失に注目。(a)最小ないしはほとんど吸収がない (b)軽度の吸収(最近の歯牙喪失)。(c)中等度から進展した吸収。通常、全体的に幅と高さに中等度の骨喪失を認める(長期の歯牙喪失歴)。(d)全体的に幅と高さに骨喪失を伴った高度な骨喪失(かなり長期の歯牙喪失歴)。

これらの下顎骨は、本章と6章のイラストで示された、歯槽骨吸収の解剖学的状態とインプラント埋入への影響を示すものである。**図5-8〜12は図5-6と図5-7の標本で示したものと同様の骨吸収パターンを示す下顎骨（著者の患者からセレクトした）の三次元CTスキャンの画像である。図5-9〜12の下歯槽神経と頬側骨の側方縁の間の距離に注目。**下顎枝のブロック骨切り術は常に患者の実際のCTスキャンに基づいて選択する。

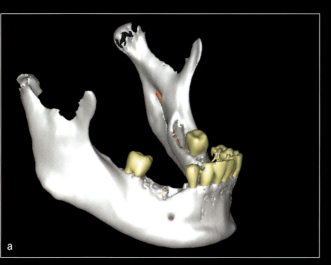
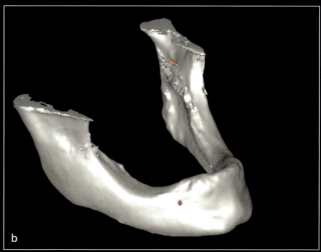
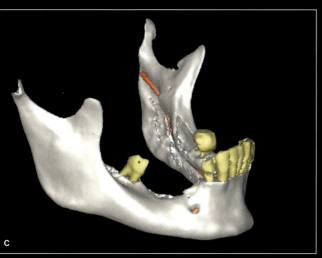
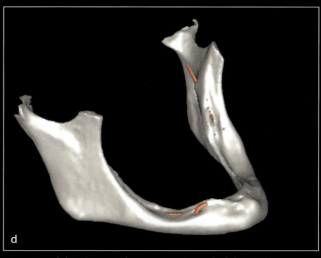

図5-8　異なる骨吸収のステージのCTスキャン。（a）最小ないしはほとんど吸収がない。（b）軽度の吸収（最近の歯牙喪失歴）。（c）中等度から進展した吸収。通常、全体的に幅に大きな骨喪失と高さに中等度の骨喪失を認める（長期の歯牙喪失歴）。（d）全体的に幅と高さに骨喪失を伴った高度な骨喪失（かなり長期の歯牙喪失歴）。

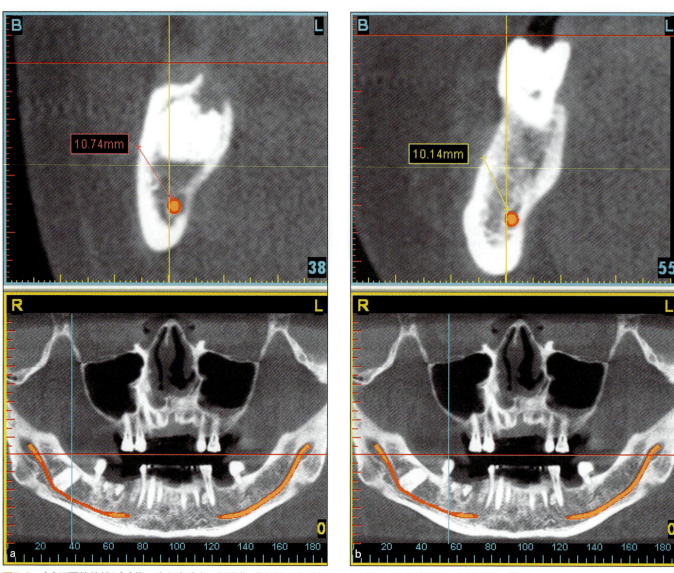

図5-9 （a）下顎枝基部と（b）第一大臼歯遠心の断面像。最低限の骨吸収を示す下顎骨。下歯槽神経-頰側骨間の距離。

5章 下顎枝

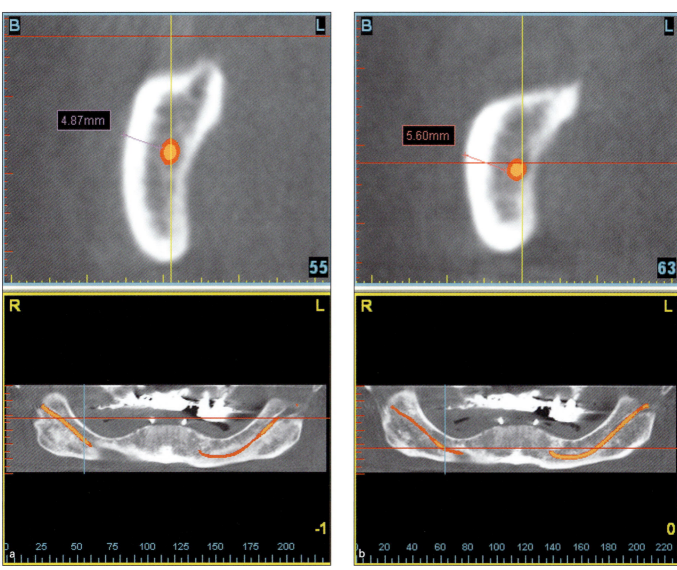

図5-10 （a)下顎枝基部と(b)第一大臼歯遠心の断面像。軽度吸収を示す下顎骨。下歯槽神経-頬側骨間の距離。

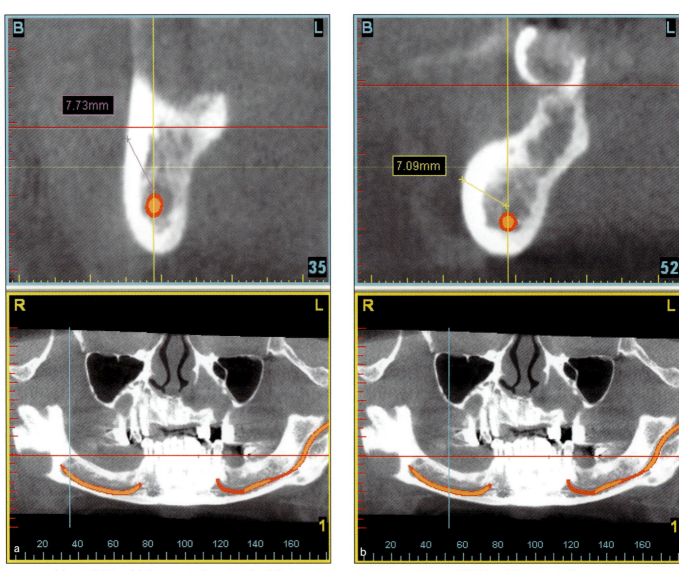

図5-11 (a)下顎枝基部と(b)第一大臼歯遠心の断面像。中等度から進展した吸収を示す下顎骨。下歯槽神経-頰側骨間の距離。

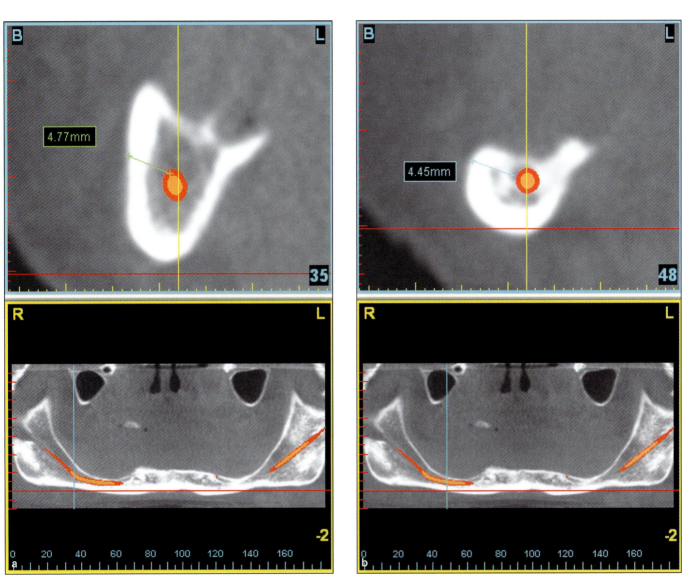

図5-12 (a)下顎枝基部と(b)第一大臼歯遠心の断面像。高度な骨吸収を示す下顎骨。下歯槽神経—頬側骨間の距離を示す。

舌神経

舌神経は下顎神経の分枝の一つである。舌の基部の下歯槽神経の前方やや内側に下降しており（図5-13）[7,8]、下歯槽神経ブロックによって麻痺する。舌神経は知覚神経を舌の前方2/3に供給し（図5-14, 15）、味覚線維は鼓索神経（顔面神経）に由来する[9]。通常、舌神経は歯槽頂下部で下顎舌側皮質骨のすぐ内側、第三大臼歯歯根後方に位置する（図5-16）。この領域では舌神経は薄い口腔粘膜層によって被覆され、日常臨床で時々観察される（このため、この部位での手術はしばしば危険を伴う）。

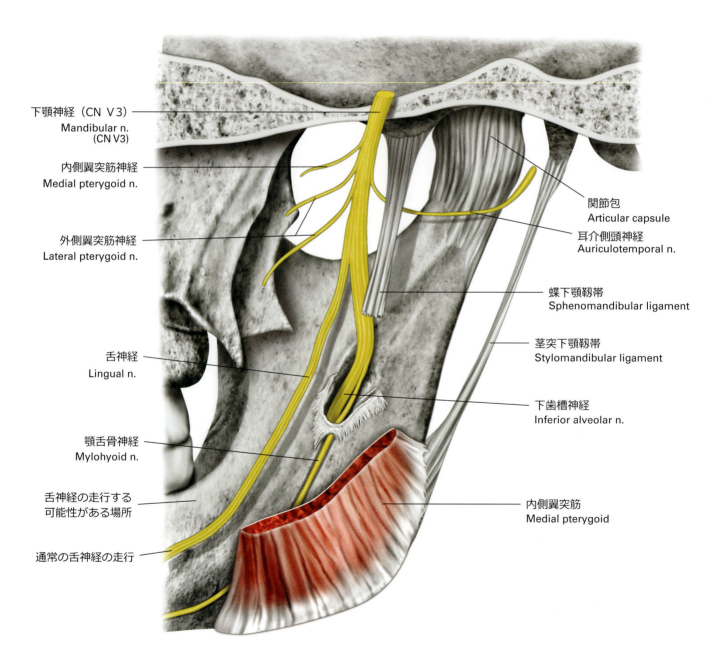

図5-13　下顎枝と関連した通常および可能性のある舌神経の走行。n.：nerve。

5章　舌神経

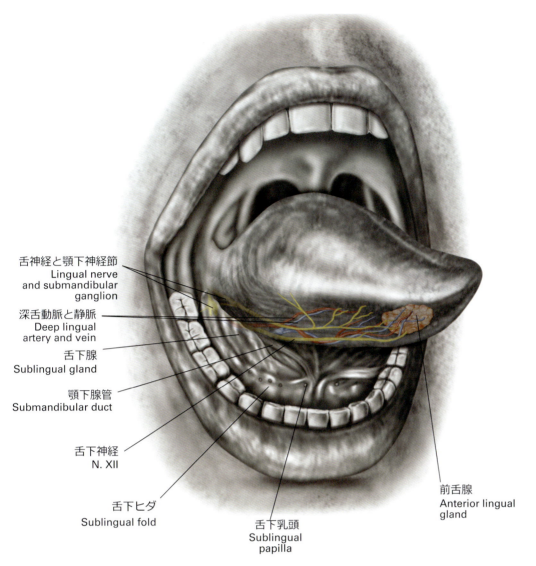

図5-14　舌神経の走行の局所解剖。舌神経は顎下管の下を交差し、背側側方から腹側内側方向へ通過し、舌尖方向へ向かう。舌神経と顎下神経節は大臼歯で下顎骨に近接する。このため、これらはともに最遠心の大臼歯の抜歯で損傷することもある。顎下腺管の副管は舌下ヒダに沿って開口する。顎下腺管と大舌下腺管は口腔底前方と舌下乳頭へ排出する。N：nerve。

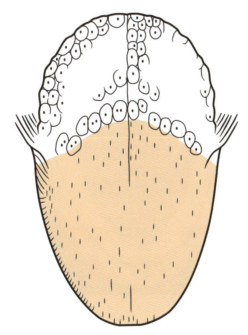

図5-15　舌の前方2/3への知覚供給（体性感覚のみ）。色付け部分の味覚は、鼓索神経を介し顔面神経に支配される。

139

舌神経の損傷予防[10-14]

- 神経は臼後三角（レトロモラーパッド）上を走行する可能性もあり、舌神経の切断を防ぐために、遠心のレトロモラーパッドへの切開は（直線ではなく）30°頬側方向へ向ける（図5-19a参照）。
- 下顎臼歯部の舌側フラップは注意深くていねいに翻転する。
- 舌側の減張切開は避ける。

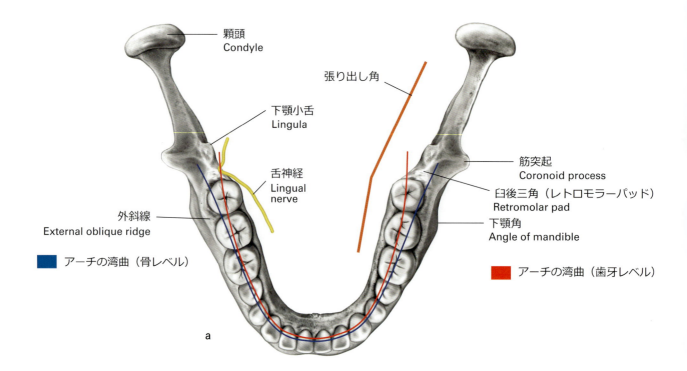

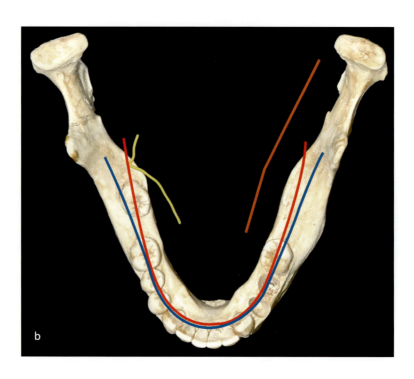

図5-16 （a）下顎の上方面観。第三大臼歯のすぐ後方に始まる張り出し角、歯列と下顎骨によって作られた2つの異なるアーチ。第三大臼歯遠心の歯槽堤から舌側骨において舌神経の走行が予想される位置を示す。（b）標本の上方面観。張り出し角、アーチの形、舌神経を示す。

5章　舌神経

　図5-17は、第三大臼歯抜歯やブロック骨採取の際、舌神経の損傷を避けるための正しい歯槽頂中央部の切開位置。

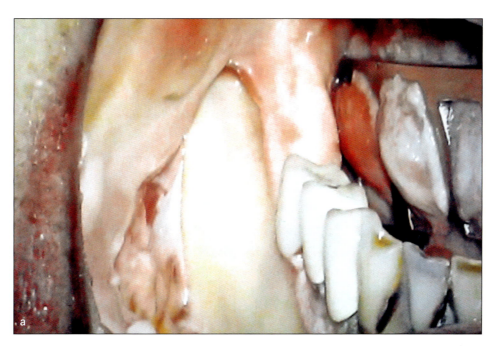

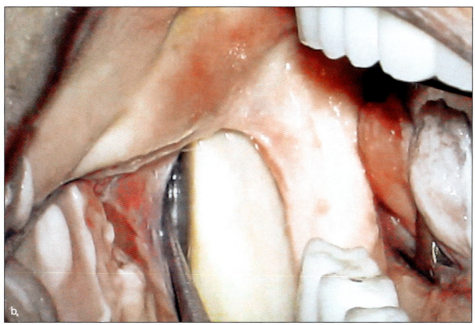

図5-17　(a)第三大臼歯の抜歯やブロック骨採取の際、骨頂を露出する適切な歯槽頂中央部の切開位置。(b)この切開によって、骨頂の舌側半側を避けて、下顎枝頬棚からブロック骨採取に適切な部位を露出でき、術中の舌神経損傷の可能性を減少させる。

Miloroら[15]のMRIの研究では、患者の10％でレトロモラーパッド上に舌神経を認めた（図5-18）。こうしたケースでは、フラップ剥離、翻転あるいは縫合による神経損傷のリスクが高まる。図5-19は舌神経を露出させる適切な方法を示す。舌神経の切断は舌を麻痺させ、顎下腺からの唾液分泌を減少させ、患者の味覚にも影響を与える。

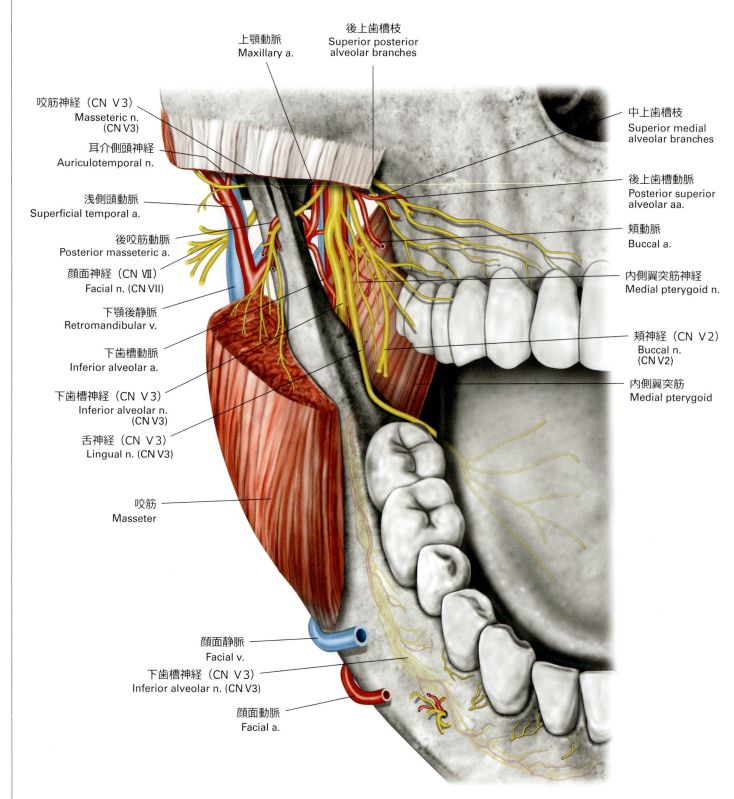

図5-18　下顎臼歯部の前方面観。レトロモラー領域における舌神経存在の可能性の高い部位を示す。a.：artery；aa.：arteries；n.：nerve；v.：vein。

5章 舌神経

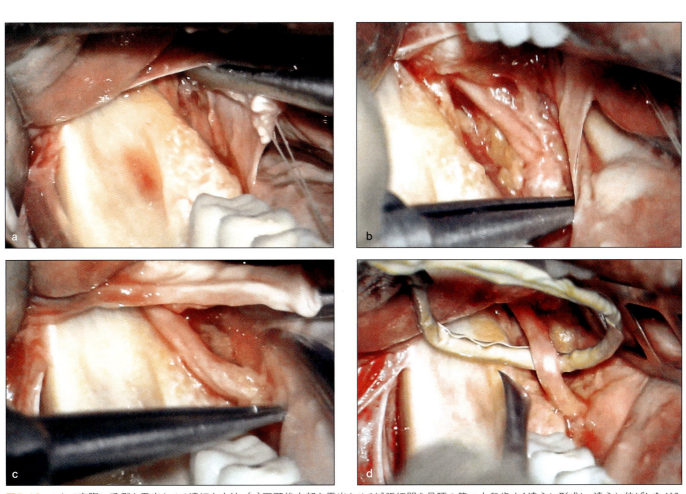

図5-19 ヒトで実際に舌側を露出させる適切な方法。(a)下顎後方部を露出させる減張切開を骨頂の第二大臼歯すぐ遠心に形成し、遠心に伸ばしながら30°頰側に牽引する。(b)と(c)神経が剖出される。特に神経を骨に圧迫しないように注意する。(d)露出した無傷の舌神経。

下顎管/下歯槽神経

下顎神経は三叉神経節から出てくる三叉神経第3枝である（他の2つは上顎神経と眼神経）。上顎神経や眼神経とは異なり（両方とも完全に知覚神経）、下顎神経は知覚と運動神経の役割を持つ[16]。卵円孔を通過し、硬膜枝を分枝し、神経は側頭下窩で知覚枝（耳介側頭神経、舌神経、下歯槽神経、頬神経）と咀嚼筋を支配する運動枝（咬筋神経、深側頭神経、翼突筋神経）に分枝する（図5-20）。

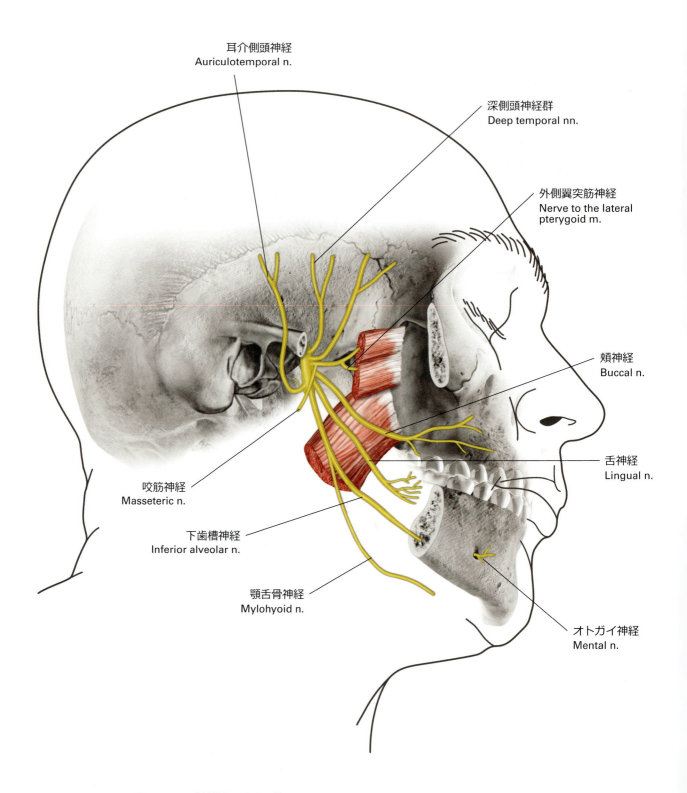

図5-20　下歯槽神経の主な分枝。n.：nerve；nn.：nerves；m.：muscle。

5章　下顎管/下歯槽神経

　下歯槽神経は、顎舌骨筋と顎二腹筋前腹の運動線維、また下顎孔から下顎骨へ入る神経線維となり、下顎歯の下歯枝となり（図5-21）、オトガイ孔を通過しオトガイ神経となる（後のディスカッション参照）。下歯槽神経に損傷が生じると、オトガイ神経を含むそれらの支配領域の感覚が変容する。

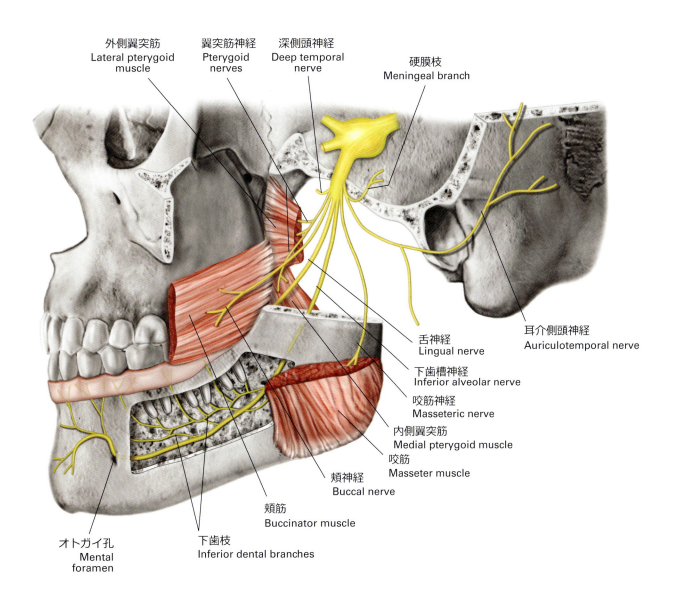

図5-21　下歯槽神経の歯への分枝。

インプラント手術時の重要点

インプラント埋入前に下歯槽神経上方のCTスキャン像の準備が必須となる。下歯槽神経は下顎枝の舌側から下顎体に入り、オトガイ孔から頬側に出る。ほとんどの下顎骨において、下歯槽神経は下顎の下方半側に位置している[17, 18]。しかし、骨内の下歯槽神経の走行に関する文献レビュー[19]では、下歯槽神経の頬舌および上下的位置は個々人で一貫していないことが明らかにされている。さらに、下顎管は下顎孔とオトガイ孔との間で常には観察されない。したがって、ドリリング時、硬い骨の感触があっても必ずしも下歯槽神経に近接していることにはならない。下顎管はしばしば明確な壁をもたず、特にオトガイ孔付近ではその傾向が強い。このため、下顎管上にインプラント手術を計画する場合は、すべてに術前CTスキャンが必須となる。

下顎管は一般的に左右対称性(左右それぞれに下顎管が位置)で、その一方、下顎管の複管は稀なことも理解しておく[19]。栄養管や他の分枝も下顎内に認める。これらは下顎管と混同することがあり、神経叢になることもある。

神経損傷は局所麻酔(針の侵入)、切開(メス)、フラップ翻転(伸展)、骨削除の侵襲(ドリル)およびインプラント埋入(圧迫)によって生じる可能性がある。インプラント埋入前には、術者は患者への説明時のインフォームドコンセントに神経損傷の可能性を含める。関連領域の詳細な解剖、CTスキャンと診断用ワックスアップを用いた注意深い診断、外科処置を正確に行うためのツールの使用(例:ドリルストッパー、コンピュータで製作されたサージカルガイドなど)、軟組織のていねいな取扱いは、神経損傷の発生を最小限とする。

下歯槽神経損傷の防止

下歯槽神経に対する損傷の可能性を最小とするためには、以下のガイドラインに従う。

- インプラント手術を行う歯科医師はCTスキャンを撮影し、骨頂と下歯槽神経上端との距離を正確に把握。
- インプラントの先端と下顎管上面との間に2mmないしはそれ以上の安全域を確保[20]。
- 可能であれば常に、ドリルの過尖孔を防ぐためにドリルストッパーを使用。
- コンピュータで製作したサージカルガイド(例:SurgiGuide、SIMPLANT)は外科術式をより安全に、より正確にする。
- ほぼすべてのインプラントシステムのドリル長径はインプラントより約0.5～1.0mm長く、解剖学的に重要な部位でのドリリング時には、術者は追加の長さを必ず考慮する。

顎下腺窩

下顎の後方部

　下顎の後方部において、顎下腺窩は第二、第三大臼歯部の顎舌骨筋の下に位置する（図5-1参照）。顎下腺窩は約1/3の患者に顕著にみられ、ドリリング時に容易に尖孔するように陥凹している[21, 22]。したがって、インプラント治療に先立って考慮し、よく診査しなければならない。

　下顎の舌側面の解剖はパノラマX線写真では観察できず（図5-22）[23]、また、顎舌骨筋がその上にあるため視診では確認できない。触診はその舌側の解剖形態の確認に有用となることもあるが、下顎舌側面の形態を明確にするにはCTスキャンが最善の方法となる。

　口腔底は脈管組織が非常に発達した部位であるため、下顎臼歯部の舌側面を穿孔しないことがきわめて大切となる。器具（例：ドリルなど）によって顎下腺窩相当部の舌側皮質骨を穿孔することは動脈損傷の原因となり、大量出血が損傷直後ないしは数日後に発生する可能性がある。急速に拡大する舌側、舌下、オトガイ下の血腫は舌や口腔底を変位させ、気道を閉塞させることもある（第8章参照）。稀ではあるが、インプラント手術で死に至る可能性のある偶発症となる。したがって、この種の偶発症を避けるには、脈管の局所解剖に関する詳細な知識が必須となる（8章参照）。

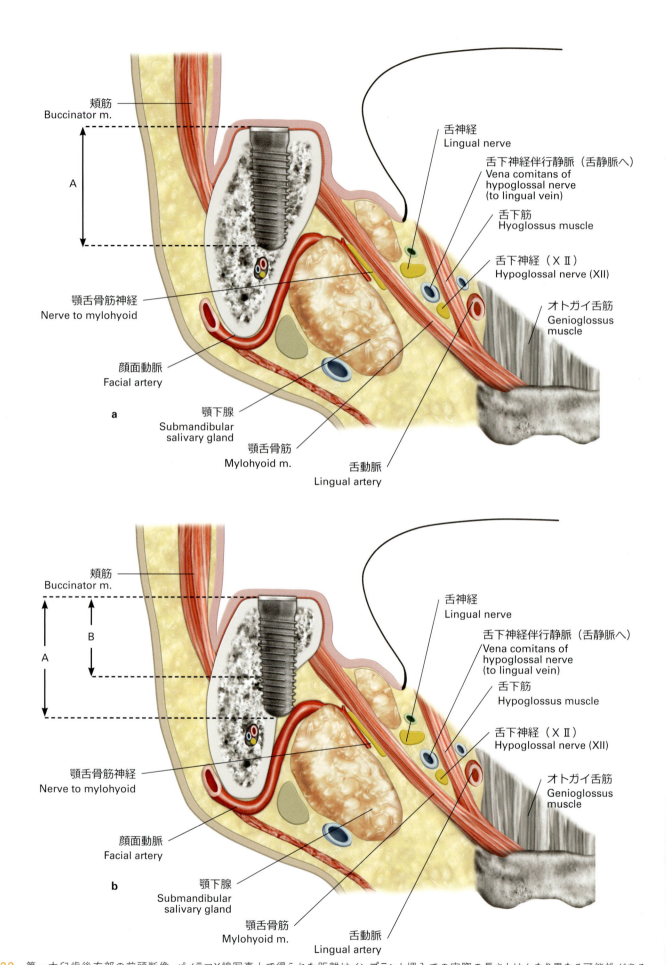

図5-22 第一大臼歯後方部の前頭断像。パノラマX線写真上で得られた距離はインプラント埋入での実際の長さとはかなり異なる可能性がある。m：muscle。(a)顎下腺窩がないため、パノラマX線写真上の(A)は実際に使える垂直距離と一致する。(b)パノラマX線写真上の(A)は実際に使える骨量(B)より大きい。(B)は著明な顎下腺窩のために短い。したがって、CTスキャンなしで外科手術を行うと、結果として舌側骨を尖孔し、死に至る可能性のある重篤な血腫を生じる可能性がある。

5章　顎下腺窩

図5-23と図5-24は図5-6と図5-7で示した4つの下顎標本を用いてそれぞれ顎下腺窩の舌側面と断面を示したものである。図5-25は、4つの異なる骨吸収レベルの下顎骨における下歯槽神経上の正確な距離を示しており、顎下腺からは2mmの安全域を維持している。

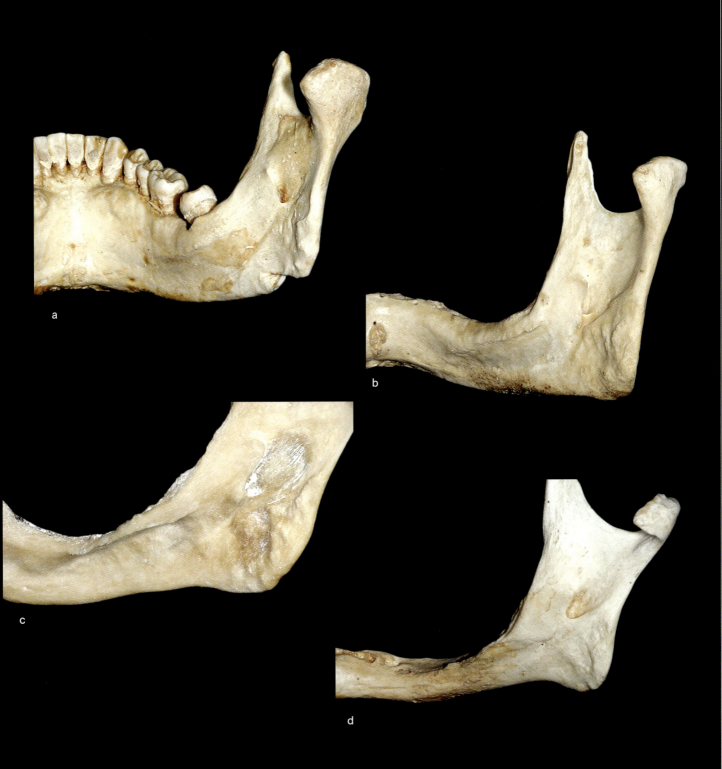

図5-23　4つの異なる骨吸収レベルの下顎標本の舌側からみた顎下腺窩。(a)最小の吸収の下顎骨(図5-6a，図5-7a参照)。(b)軽度の骨吸収の下顎骨(図5-6b，図5-7b参照)。(c)中等度から進展した吸収した下顎骨(図5-6c，図5-7c参照)。(d)高度な骨吸収の下顎骨(図5-6d，図5-7d参照)。

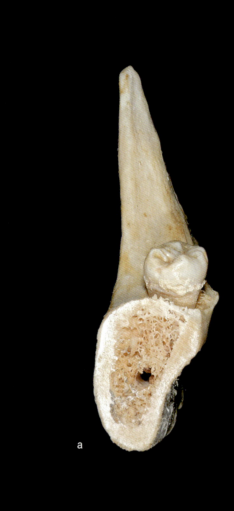
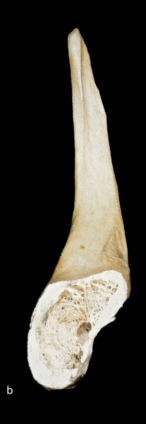
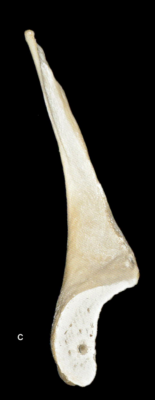
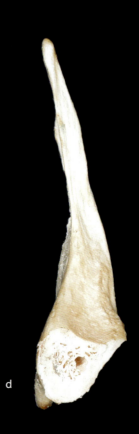

図5-24　4つの下顎標本の遠心断面像にみられる下歯槽管と顎下腺窩。(a)最小の吸収の下顎骨（図5-6a, 図5-7a参照）(b)軽度の骨吸収の下顎骨（図5-6b, 図5-7b参照）。(c)中等度から進展した吸収した下顎骨（図5-6c, 図5-7c参照）。(d)高度な骨吸収の下顎骨（図5-6d, 図5-7d参照）。

5章 顎下腺窩

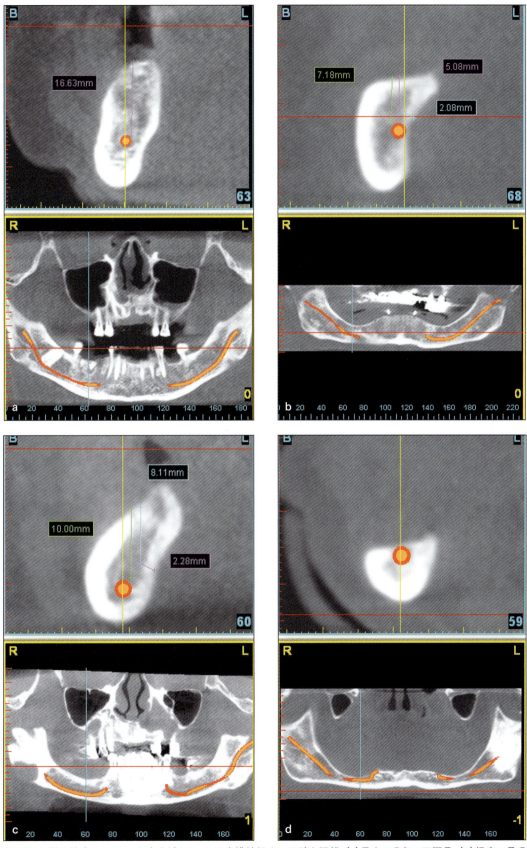

図5-25　顎下腺窩から2mmの安全域をとった下歯槽神経上の正確な距離。(a)最小の吸収の下顎骨。(b)軽度の骨吸収の下顎骨。(c)中等度から進展した吸収した下顎骨。(d)下歯槽神経上の骨が1mm以下の高度な骨吸収の下顎骨。インプラント埋入不可。

不十分な骨構造をもつ下顎臼歯部

吸収パターンと治療計画

　著者は歯槽骨の自然な吸収パターンの分類を考案した(図5-26)。本分類は、歯牙喪失後、骨吸収が激しくなるまで歯槽骨幅径が徐々に失われたのち、高径の喪失が始まる状態を表す。初期の骨喪失後2つの吸収パターンを提案する。(1)歯槽骨に沿った高度な幅径全体の喪失、(2)根尖側半分に良好な骨量を残す、歯槽骨頂半分のみの高度な幅径の喪失。吸収パターンは骨頂造成に必要な骨移植治療に影響するため、術者はこれら2つの骨吸収パターンを理解し、それらを治療計画策定時にCTスキャンで特定しなければならない。

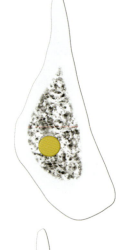

下顎Class ⅢA：
高径の喪失はわずかで、骨頂半側における幅径の高度の骨喪失

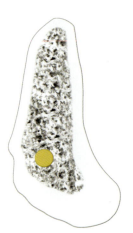

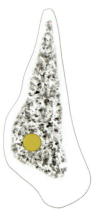

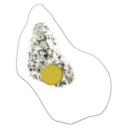

下顎Class Ⅰ：
最小の幅径の喪失

下顎Class Ⅱ：
軽度の幅径の喪失

下顎Class Ⅳ：
高径、幅径の高度の骨喪失

下顎Class ⅢB：
高径の喪失はわずかで、幅径全体の高度の骨喪失

図5-26　下顎臼歯部の骨吸収に関するAl-Farajeの分類。

不十分な骨構造をもつ下顎歯槽骨への臨床対応

治療前に骨吸収パターンをCTスキャンによって特定する。

Class Ⅰの骨吸収では、幅径も高径も骨喪失量は最小で、レギュラーあるいはワイド径のプラットフォームのインプラントが埋入できる（最近の歯牙喪失）。

Class Ⅱの骨吸収では、同時法による何らかの骨移植術なしにインプラント埋入が可能だが、頬舌側に適切な骨の厚みを確保するため、ナロープラットフォームのインプラントを選択する（長期のインプラントの成功のためには、周囲に1.0〜1.5mm厚の骨の存在が重要となる）。

Class ⅢAの骨吸収では、最小限の骨形成術を行う。歯槽頂が極度に薄い場合には、段階法にて、皮弁付きのサンドウィッチ骨形成による骨増大術（リッジオーグメンテーション）を行う（図5-27〜30参照）。さらに、インプラント埋入と同時のGBR（もし、同時のGBRで既存骨がインプラントを収容できるならば）、あるいは、段階法にてベニアブロック骨移植を検討する（図5-31，32参照）。これらの3法の選択には、Class ⅢAの骨吸収の重篤度、部位（前歯部か臼歯部か）、さらに術者の経験レベルが影響する。これら術式の詳細は本書の範疇外となるが、読者にこのエリアの歯槽骨増大術のオプションについて理解を深めていただくために、その概要は次ページで概説する。

Class ⅢBの骨吸収では、歯槽骨幅の欠損が拡大しており、歯槽頂分割は不可能となる。ブロック骨移植は、受容側の骨厚が小さく、難しくなる。著者はこのような症例にはチタンメッシュとヒト組換えBMP-2および吸収性コラーゲンスポンジ（rhBMP-2/ACS）を用いたGBRを推奨する。

Class Ⅳの骨吸収では、垂直性歯槽堤増大術のための5つの方法が挙げられる。（1）移植骨材とメンブレンを使用したGBR、（2）神経移動術（図5-33，34参照）、（3）ブロック骨移植術（訳者注：オンレーグラフト）、（4）仮骨延長術、（5）内側性の骨形成による骨移植（図5-35参照）（訳者注：インレーグラフト）。これらの5法からの選択には、骨吸収の重篤度、部位（前歯部か臼歯部か）、さらに術者の経験レベルが影響する。

下顎歯槽骨の骨量不足ClassⅢに対する骨増大術

皮弁付きサンドウィッチ骨形成による歯槽頂分割

　上顎とは異なり、下顎骨は緻密で厚い骨皮質を有する。したがって、このテクニックは頬側骨板の骨折の原因になるため（図5-27）、骨増大のための皮質骨分割は推奨できない。代替案として、段階法での皮弁付きサンドウィッチ形成術による水平歯槽頂分割術を奨める[24, 25]。

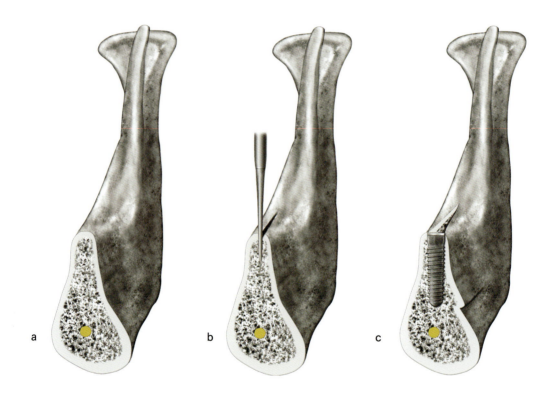

図5-27　（a〜c）硬い下顎骨に対して、軟らかい上顎用のエクスパンジョンチゼルを用いて分割術を行うと、下顎骨に破折が生じることもある。

5章　不十分な骨構造をもつ下顎歯槽骨への臨床対応

　手術手順は以下となる。全層弁のフラップ翻転の後、ピエゾトームのカッティングチップを用いて4ヵ所の骨切りを行う（図5-28a）。骨切りは海綿骨基底部に達するよう十分深く、またそれぞれを確実に連続させ、フラップを縫合し（図5-28b）、2回目の手術まで最低28日間（訳者注：4週間）の観察期間を設ける（図5-28c）。同時法によるインプラント埋入は推奨しない。なぜなら、最初の手術時、全層弁は骨膜から骨への血液供給が遮断され、インプラント埋入時に分割骨部が移動した際に分割骨部の壊死の可能性があるためだ。

　28日後、全層弁を再び開けるが、垂直的骨切り部（訳者注：すなわちインプラント埋入）に対し、修復された血液供給維持のために骨頂に限定する（図5-28d, 5-29a）。最初のパイロットドリル使用後（図5-28e, 5-29b）、「分割」はチゼルと回転式ドリルの組み合わせで行い（図5-29c）、インプラントを埋入する（図5-28f）。インプラントとの隙間には他家骨ないしは異種骨を充填し（例：Bio-Oss, Geistlich）（図5-29d）、緊張のない一次閉鎖を行う。骨と強固に結合した後（4～6ヵ月で）修復処置を開始する（図5-29e）。図5-30で本術式を実際に行った臨床例を供覧する。

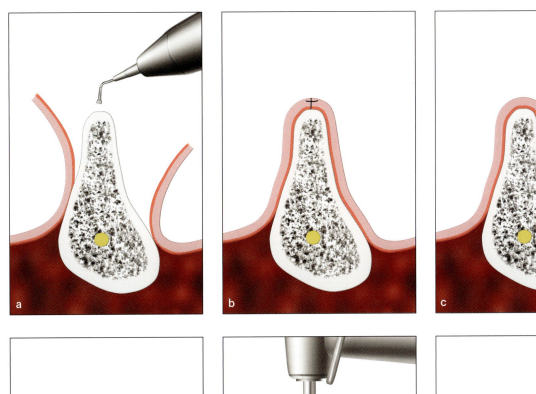

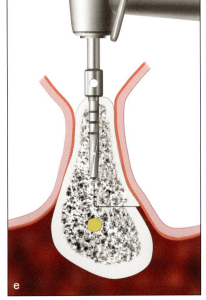
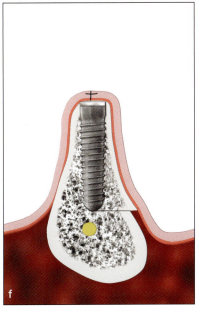

図5-28　皮弁付きサンドウィッチ形成術を併用した水平歯槽骨分割による下顎歯槽頂部骨増生術の断面像。(a)全層弁を翻転させ、4ヵ所の骨切り術をピエゾカッティングチップで行う。(b)弁を閉創。(c)28日間の経過観察。(d)歯槽頂部に限定的なフラップ翻転。(e)パイロットドリルによるインプラント埋入窩形成。(f)チゼルと回転式ドリルによる骨切り部の拡大を進め、インプラントを埋入する。

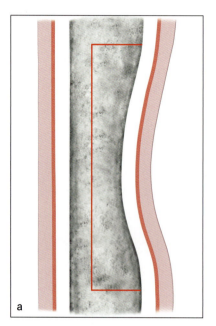
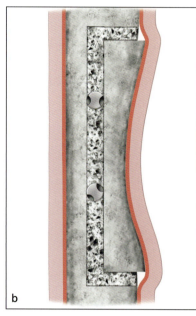
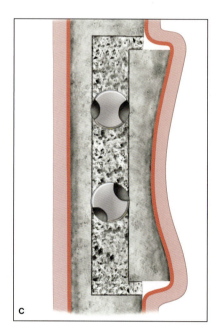
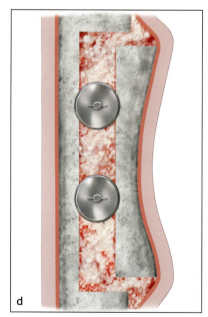
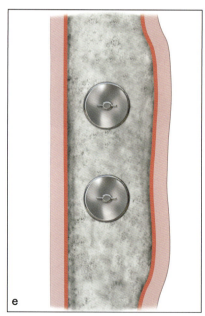

図5-29 （a～e）皮弁付きサンドウィッチ形成術を用いた水平歯槽頂分割術の上方面観。(a)1回目の手術では、全層弁を剥離し、皮質骨を完全に皮質骨を通過した4つの連続性の骨切りを行い、フラップ縫合する。骨表面に骨膜が再付着するために、治癒期間として最低28日間の経過観察を行う。(b)2回目の手術では骨頂に限局した全層弁を剥離し、インプラント埋入のためにパイロットドリルで骨削除を行う。(c)骨をチゼルと回転式ドリルで分割する。(d)インプラントを埋入し、他家骨もしくは異種骨を、インプラント間の空隙を満たすために留置する。(e)骨が強固に結合したら（4～6ヵ月後）、補綴処置の準備が完了。

5章　不十分な骨構造をもつ下顎歯槽骨への臨床対応

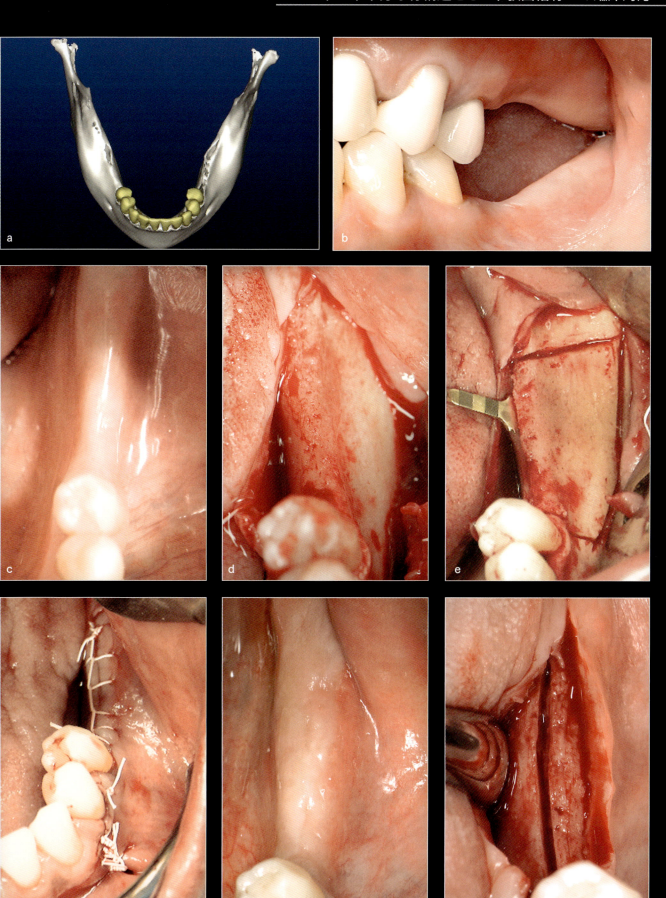

図5-30　(a)術前のCTスキャン像。(b)術前の臨床評価。(cとd)全層弁が歯槽骨の幅径、形状、コースを視覚化するために翻転される。(e)4ヵ所すべての骨切り。(f)切開縫合。(g)炎症のない創傷治癒。(h)2回目の手術は歯槽骨頂に(特に頬側に)限局した全層弁の翻転。

157

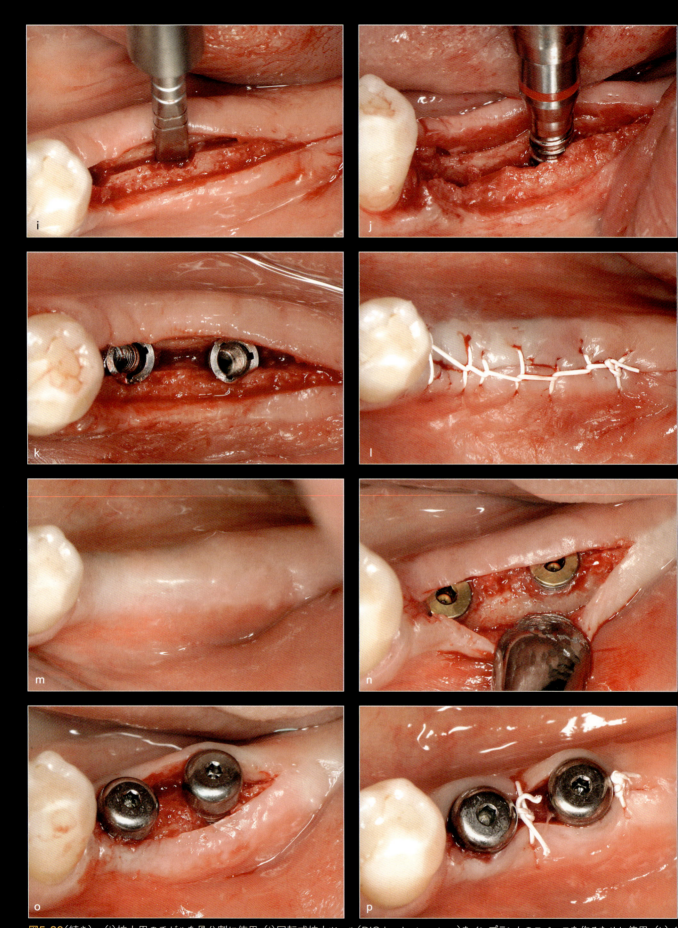

図5-30（続き） （i）拡大用のチゼルを骨分割に使用。(j)回転式拡大ツール（DIO implant system）をインプラントのスペースを作るために使用。(k)インプラント埋入。(l)インプラント間の間隙が異種骨（Bio-Oss）によって満たされた後に縫合。(m)問題のない治癒。(n～p)二次手術の4ヵ月後、ヒーリングアバットメントを装着。

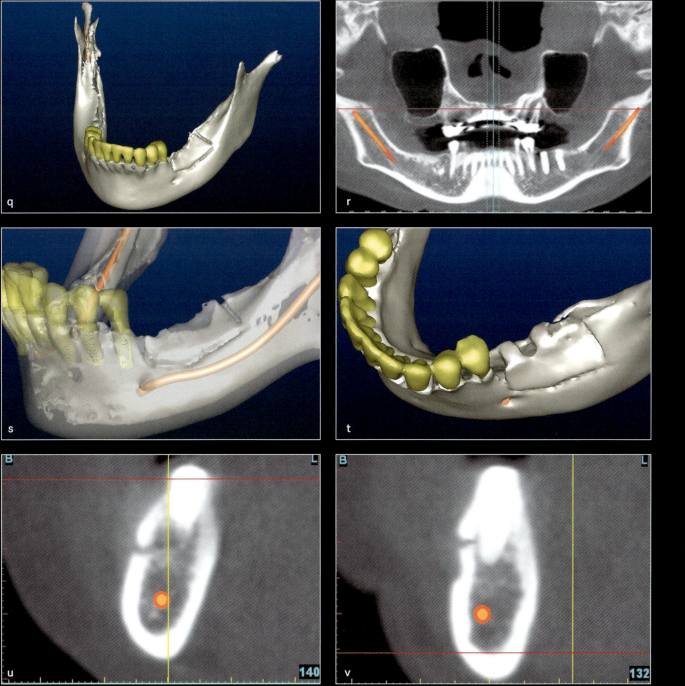

図5-30(続き) (q~t)術後のCTスキャン像。(u)近心インプラントの断面像。(v)遠心インプラントの断面像。

ブロック骨移植

歯槽骨の幅径増大を目的としたブロック骨移植法（図5-31）は信頼性の高い方法であり、顆粒骨とメンブレンを用いる方法よりも難易度は低い。なぜなら、軟組織の圧迫ないしは可撤性の仮義歯による外圧でブロック骨がつぶされることはあまりないためである。しかし、本法では適切な患者選択が重要で、成功のために一番大切なのは、確実な一次閉鎖である。

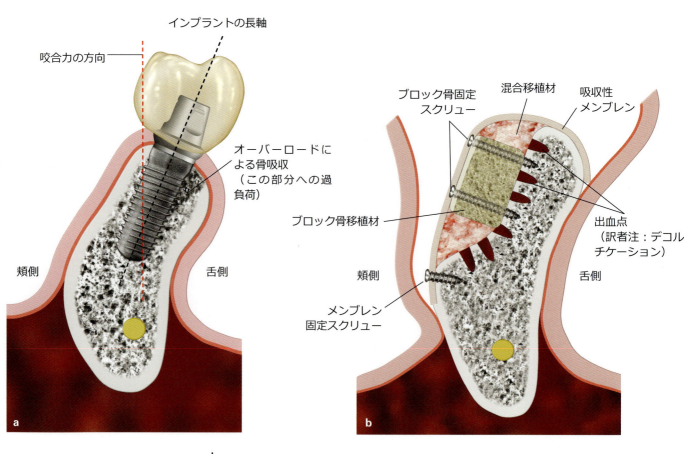

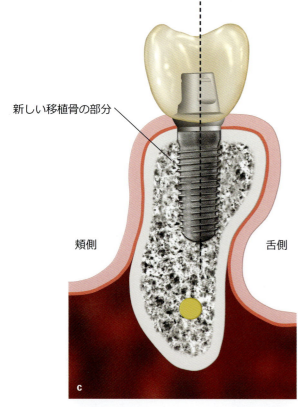

図5-31　ブロック骨移植を用いた骨増大術のステップ。(a)欠損歯槽骨にやむをえず埋入した不適切なインプラント傾斜。この傾斜埋入によって、修復物、スクリュー、インプラント体の破折、好ましくない負荷による骨破壊、あるいはリッジラップポンティックによる清掃の難しさなど、多くの生体力学的偶発症が発生する(bおよびc)。適切なプロトコールでは、適切な頬舌的角度でインプラントを支持できるよう修復エリアに移植し、段階法でインプラントを埋入する。

5章　不十分な骨構造をもつ下顎歯槽骨への臨床対応

　手術手順は以下となる。全層弁フラップ剥離の後、受容部位は骨形成用バーでデコルチケーション（訳者注：骨皮質尖孔）を行う（図5-32a〜d）。次に、ブロック骨は受容部位上に可能なかぎり正確に適合させ、2本のスクリューで固定する（図5-32e）。ブロック骨の造成部位は、必要に応じて骨移植材（他家骨やBio-Oss顆粒などが使われる）を付加的に用い（図5-32f）、吸収性メンブレン（Bio-Gide, Geistlich）で被覆し（図5-32g）、過度の緊張なく縫合する。インプラント埋入まで治癒期間として4ヵ月間の経過観察を行う（図5-32h）。

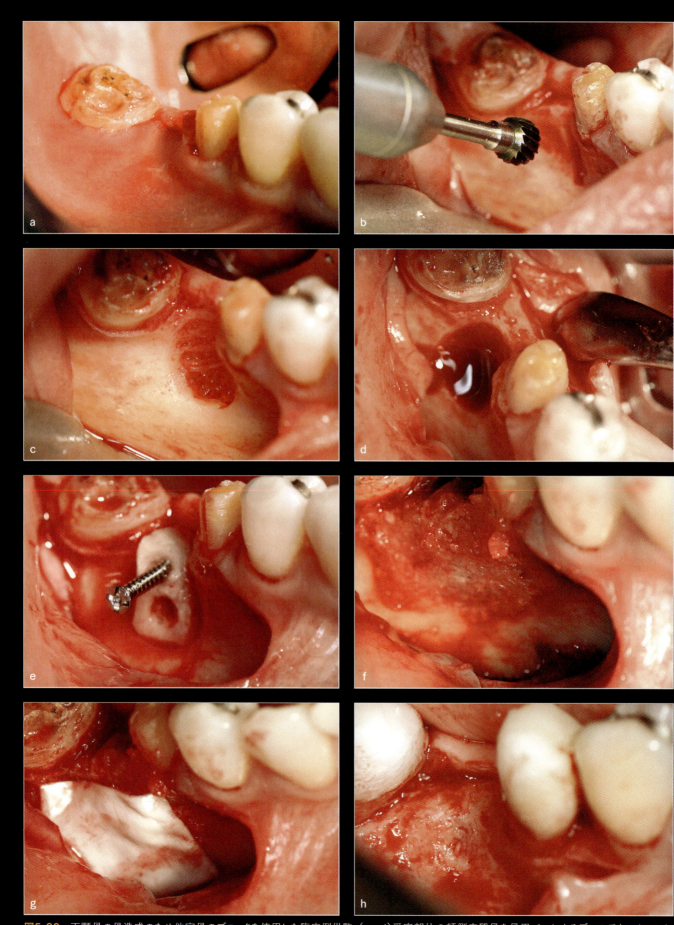

図5-32 下顎骨の骨造成のため他家骨のブロックを使用した臨床例供覧。(a〜d)受容部位の頬側皮質骨を骨用バーによるデコルチケーションによって形成。(e)ブロック骨は可能なかぎり正確に受容部位骨面に適合するよう調整、固定。(f)ブロック周囲のエリアは他家骨顆粒により付加的に造成。(g)同部は吸収性メンブレン(Bio-Gide)で覆い、テンションフリーで縫合。(h)4ヵ月の治癒期間後の移植部位の骨新生。インプラント埋入に適切な骨量となった。

ClassⅣ下顎の骨量不足への骨造成法

下歯槽神経とオトガイ神経の神経移動術

　JensenとNock[26]は下歯槽神経移動術と下顎インプラント埋入の同時法を初めて報告した。彼らは、下歯槽神経（IAN）を移動させるため、骨皮質上にオトガイ孔の遠心方向へ溝を形成するために、径の大きいラウンドバーを使用した。現在まで、種々の変法が発表されている[27-31]。

　手術手順は以下となる。適正なインプラントのポジショニングに適した歯槽骨と下歯槽神経移動術後の安定性を確かめるためにCTスキャンで評価した後、手術は頬側骨側の全層弁を形成し、側方のアクセスのための骨切り術を行う。神経を鈍な器具で牽引し（図5-33）、インプラントを埋入し、骨移植材とメンブレンをインプラントの頬側面を覆うために留置する。

　神経移動術による偶発症の発生率に関する懸念が報告されている[32]。Davisら[33]は神経移動術を行う22名の術者を調査し、患者190名中9名に不安になるレベルの灼熱感を伴う不快異常感覚を認めた。Fribergら[28]は、7ヵ月の評価で10名のうち30％に感覚鈍麻あるいは異常感覚があったと報告している。Rosenquistら[30]は、100名中6名が術後18ヵ月の時点で、神経感覚が鈍麻ないしは完全欠如したと注記している。Jensenら[31]は患者の10％は神経感覚の障害の兆候を報告している。HaersとSailer[34]は12ヵ月で76.5％に軽度の異常感覚があったと報告した。Kanら[35]は神経感覚障害は術後41.3ヵ月で52.4％に発生していることを報告した。症例の大半では感覚への影響は一時的であるが[27, 35]、神経感覚障害に関するリスクを熟慮のうえ、治療計画時には患者へ説明しなければならない。

　オトガイ神経移動術は下歯槽神経移動術に類似している（図5-34）。しかし、オトガイ孔前方は無歯顎でなければならない。なぜなら、オトガイ神経移動術の前に切歯神経とその前方の神経を鋭利なメスで切除しなければならないからである（図5-34i参照）。もし切除しなければ、神経を移動することはできない。最初にこれらの切歯神経を切断することなくオトガイ神経に力を加えると、神経に損傷を与える。しかし、これらの神経を切断することはオトガイ孔より前方の歯根の感覚を永久に奪うこととなり、前方に歯がないということが重要となる。

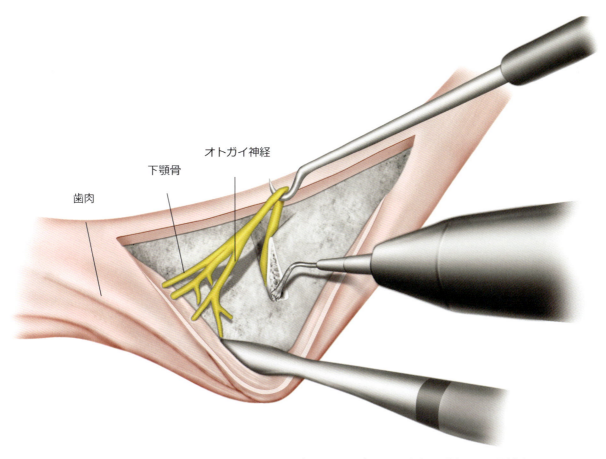

図5-33　オトガイ神経移動術。神経の剖出から始まり、ピエゾトームのチップを用いて注意深く神経周囲の骨削除をしていく。

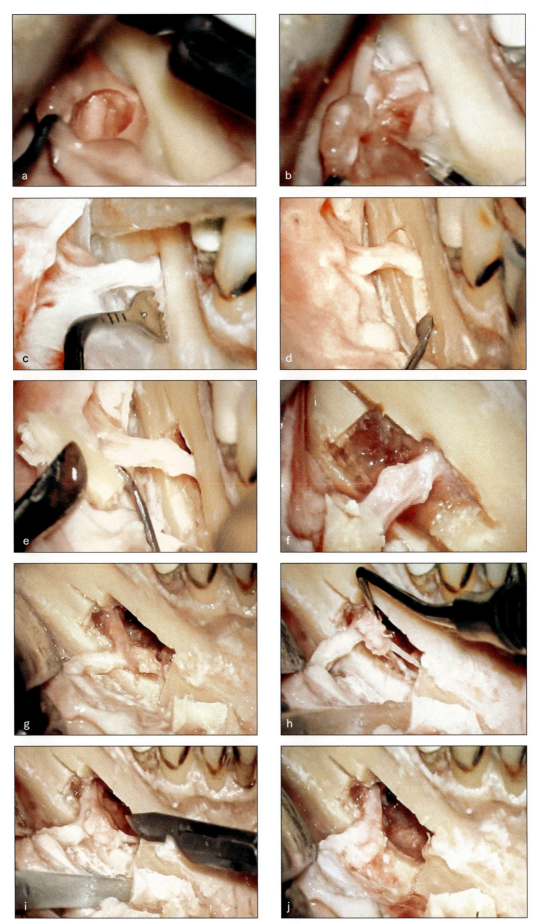

図5-34 ヒト標本で示す、下歯槽神経移動術とオトガイ神経移動術を行うための適切な方法。(aとb)全層弁を剥離し、オトガイ孔を剖出するため骨膜を注意深く切開。(cからf)ピエゾトームを使用して、オトガイ孔ループと切歯神経にアクセスし、オトガイ孔の遠心に空隙を作り下歯槽神経とともに扱うため、オトガイ孔周囲からブロック骨を切断、除去。(gとh)オトガイ神経の前方枝。(i)切歯神経を切断し、すべての小さな神経を除去。(j)同部位は清掃されオトガイ神経および下歯槽神経移動術の準備終了。必要に応じて、側方の骨の開窓を後方に延長。

5章　不十分な骨構造をもつ下顎歯槽骨への臨床対応

内挿骨切り術（訳者注：垂直的インレーグラフト）

　移植骨の内挿を伴うサンドウィッチ骨切り術を用いた垂直的骨造成は予知性の高い外科術式である[36-42]。本術式では、骨を分割し、その骨の元々のレベルより高い位置に再配置し、プレート固定してその間隙を骨移植材で満たす。

　手術手順は以下となる。CTスキャンで下歯槽神経上に最低5mmの骨があることを評価、確認した後（図5-35a）、骨頂から2〜3mm下の前庭部への切開を入れ（5-35b、可動性の分割骨部へ元来の血液供給を維持には、骨頂上面と同様に舌側骨膜の維持が重要となる。このためには、舌側粘膜は一切剥離してはならない）、剥離の縦切開は必要に応じて形成し、全層弁を剥離する。次に、ピエゾトームのチップを用いて下歯槽管上に水平的骨切り術を行い、最小の骨膜剥離とともに2つの垂直的骨切りを行う（5-35b参照）。舌側の骨膜は損傷してはならない。ピエゾトームのカッティングチップが骨内から出るのを感知するために舌側粘膜上に手指を置くこともある。骨片が遊離したら、スクリューでプレート固定し、挙上した舌側粘膜の骨の不規則面が来ないよう位置付けてプレートのもう一方を下方の無処置の骨に固定する。スペースには、他家骨を移植する（図5-35c）。緊張なく一次閉鎖を行い1回目の手術を終了する（図5-35d）。3〜4ヵ月の治癒期間の後、プレートを撤去し、インプラントを通法で埋入する（図5-35e）。

　本法に伴う偶発症には、感覚神経の損傷、移植材が強固に生着しない、必要な高径に達しないなどが挙げられる。

165

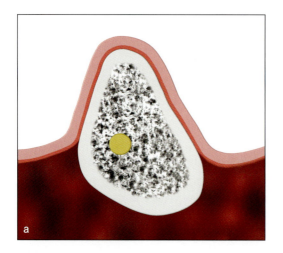
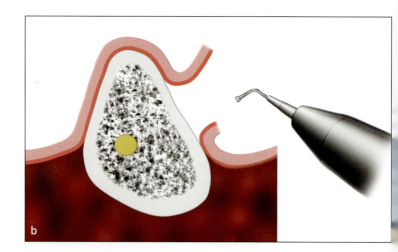
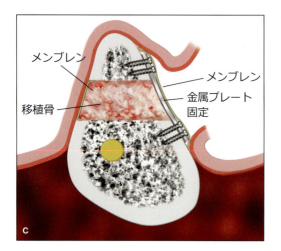
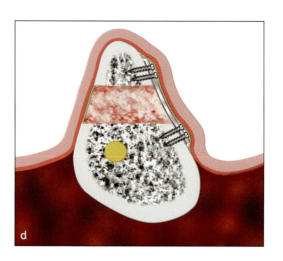
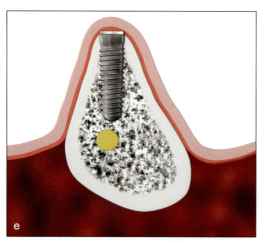

図5-35 下顎骨造成のインレーグラフトの外科ステップ。(a)歯槽骨は下歯槽神経上に少なくとも5mm存在。(b)全層弁を剥離し、ピエゾトームのカッティングチップを使用し、下歯槽管上に遊離骨片を作るために水平的骨切りを行い、縦に2つの骨切りを施術。(c)プレートを遊離骨片に設置し、遊離骨片を挙上させ、不規則にならないように位置付ける。次に下顎骨にスクリュー固定し、欠損部に他家骨移植を行う。(d)一次閉鎖。(e)3～4ヵ月の治癒期間後、プレートを除去し、インプラントを埋入する。

参考文献

1. Leong DJ, Li J, Moreno I, Wang HL. Distance between external cortical bone and mandibular canal for harvesting ramus graft: A human cadaver study. J Periodontol 2010;81:239–243.
2. Hwang KG, Shim KS, Yang SM, Park CJ. Partial-thickness cortical bone graft from the mandibular ramus: A non-invasive harvesting technique. J Periodontol 2008;79:941–944.
3. Misch CM. Distance between external cortical bone and mandibular canal for harvesting ramus graft: A human cadaver study. J Periodontol 2010;81:1103–1104.
4. Aalam AA, Nowzari H. Mandibular cortical bone grafts part 1: Anatomy, healing process, and influencing factors. Compend Contin Educ Dent 2007;28:206–212.
5. Nowzari H, Aalam AA. Mandibular cortical bone graft part 2: Surgical technique, applications, and morbidity. Compend Contin Educ Dent 2007;28:274–280.
6. Clavero J, Lundgren S. Ramus or chin grafts for maxillary sinus inlay and local onlay augmentation: Comparison of donor site morbidity and complications. Clin Implant Dent Relat Res 2003;5:154–160.
7. Fehrenbach M, Herring S. Illustrated Anatomy of the Head and Neck. Philadelphia: W. B. Saunders, 1996:205–206.
8. Balaji T, Sharmila Saran R, Vaithianathan G, Aruna S. Variations in the posterior division branches of the mandibular nerve in human cadavers. Singapore Med J 2013;54:149–151.
9. Hall-Craggs ECB. Anatomy as a Basis for Clinical Medicine. Munich: Urban & Schwarzenberg, 1985:546–547.
10. Greenstein G, Cavallaro J, Romanos G, Tarnow D. Clinical recommendations for avoiding and managing surgical complications associated with implant dentistry: A review. J Periodontol 2008;79:1317–1329.
11. Meyer RA, Bagheri SC. Lingual nerve repair. J Oral Maxillofac Surg 2013;71:830.
12. Elfring TT, Boliek CA, Seikaly H, Harris J, Rieger JM. Sensory outcomes of the anterior tongue after lingual nerve repair in oropharyngeal cancer. J Oral Rehabil 2012;39:170–181.
13. Hillerup S, Hjørting-Hansen E, Reumert T. Repair of the lingual nerve after iatrogenic injury: A follow-up study of return of sensation and taste. J Oral Maxillofac Surg 1994;52:1028–1031.
14. Robinson PP, Smith KG. A study on the efficacy of late lingual nerve repair. Br J Oral Maxillofac Surg 1996;34:96–103.
15. Miloro M, Halkias LE, Slone HW, Chakeres DW. Assessment of the lingual nerve in the third molar region using magnetic resonance imaging. J Oral Maxillofac Surg 1997;55:134–137.
16. Guyton AC. Anatomy & Physiology. New York: CBS College Publishing, 1985:264–266.
17. Anderson LC, Kosinski TF, Mentag PJ. A review of the intraosseous course of the nerves of the mandible. J Oral Implantol 1991;17:394–403.
18. Kieser J, Kieser D, Hauman T. The course and distribution of the inferior alveolar nerve in the edentulous mandible. J Craniofac Surg 2005;16:6–9.
19. Kieser JA, Paulin M, Law B. Intrabony course of the inferior alveolar nerve in the edentulous mandible. Clin Anat 2004;17:107–111.
20. Worthington P. Injury to the inferior alveolar nerve during implant placement: A formula for protection of the patient and clinician. Int J Oral Maxillofac Implants 2004;19:731–734.
21. Parnia F, Fard EM, Mahboub F, Hafezeqoran A, Gavgani FE. Tomographic volume evaluation of submandibular fossa in patients requiring dental implants. Oral Surg Oral Med Oral Pathol Oral Radiol Endod 2010;109:e32–e36.
22. Chan HL, Benavides E, Yeh CY, Fu JH, Rudek IE, Wang HL. Risk assessment of lingual plate perforation in posterior mandibular region: A virtual implant placement study using cone-beam computed tomography. J Periodontol 2011;82:129–135.
23. Thunthy KH, Yeadon WR, Nasr HF. An illustrative study of the role of tomograms for the placement of dental implants. J Oral Implantol 2003;29:91–95.
24. Ewers R, Fock N, Millesi-Schobel G, Enislidis G. Pedicled sandwich plasty: A variation on alveolar distraction for vertical augmentation of the atrophic mandible. Br J Oral Maxillofac Surg 2004;42:445–447.
25. Garcia AG, Somoza-Martin M, Martins D. Algipore sandwiches or alveolar distraction? Re: Ewers R, Fock N, Millesi-Schobel G, Enislidis G. Pedicled sandwich plasty: A variation on alveolar distraction for vertical augmentation of the atrophic mandible. Br J Oral Maxillofac Surg 2004;42:445–447. Br J Oral Maxillofac Surg 2005;43:438.
26. Jensen O, Nock D. Inferior alveolar nerve repositioning in conjunction with placement of osseointegrated implants. A case report. Oral Surg Oral Med Oral Pathol Oral Radiol Endod 1987;63:263–268.
27. Rosenquist B. Fixture placement posterior to the mental foramen with transposing of the inferior alveolar nerve. Int J Oral Maxillofac Implants 1991;7:45–50.
28. Friberg B, Ivanoff CJ, Lekholm U. Inferior alveolar nerve transposing in combination with Brånemark implant treatment. Int J Periodontics Restorative Dent 1992;12:440–449.
29. Smiler DG. Repositioning the inferior alveolar nerve for placement of endosseous implants: Technique note. Int J Oral Maxillofac Implants 1993;8:145–150.
30. Rosenquist B. Implant placement in combination with nerve transposing: Experience with the first 100 cases. Int J Oral Maxillofac Implants 1994;9:522–531.
31. Jensen J, Reiche-Fischel O, Sindet-Petersen S. Nerve transposing and implant placement in the atrophic posterior mandibular alveolar ridge. J Oral Maxillofac Surg 1994;52:662–668.
32. Krough PH, Worthington P, Davis WH, Keller EE. Does the risk of complication make transposing the inferior alveolar nerve in conjunction with implant placement a "last resort" surgical procedure? Int J Oral Maxillofac Implants 1994;9:249–254.
33. Davis H, Rydevik B, Lundborg G, Danielsen N, Hausamen JE, Neukam F. Mobilization of the inferior alveolar nerve to allow placement of osseointegratable fixtures. In: Worthington P, Brånemark P-I (eds). Advanced Osseointegration Surgery: Applications in the Maxillofacial Region. Chicago: Quintessence, 1992:129–144.
34. Haers PE, Sailer HF. Neurosensory function after lateralization of the inferior alveolar nerve and simultaneous insertion of implants. Oral Maxillofac Surg Clin North Am 1994;7:707–716.
35. Kan JYK, Lozada JL, Goodacre CJ, Davis WH, Hanisch O. Endosseous implant placement in conjunction with inferior alveolar nerve transposing: An evaluation of neurosensory disturbance. Int J Oral Maxillofac Implants 1997;12:463–471.
36. Block MS, Haggerty CJ. Interpositional osteotomy for posterior mandible ridge augmentation. J Oral Maxillofac Surg 2009;67(11 suppl):31–39.
37. Moloney F, Tideman H, Stoelinga PJ, de Koomen HA. Interpositional bone-grafting of the atrophic edentulous mandible. A review. Aust Dent J 1985;30:211–219.
38. Moon JW, Choi BJ, Lee WH, An KM, Sohn DS. Reconstruction of atrophic anterior mandible using piezoelectric sandwich osteotomy: A case report. Implant Dent 2009;18:195–202.
39. Sohn DS, Shin HI, Ahn MR, Lee JS. Piezoelectric vertical bone augmentation using the sandwich technique in an atrophic mandible and histomorphometric analysis of mineral allografts: A case report series. Int J Periodontics Restorative Dent 2010;30:383–391.
40. Choi BH, Lee SH, Huh JY, Han SG. Use of the sandwich osteotomy plus an interpositional allograft for vertical augmentation of the alveolar ridge. J Craniomaxillofac Surg 2004;32:51–54.
41. González-García A, Diniz-Freitas M, Somoza-Martín M, García-García A. Piezoelectric and conventional osteotomy in alveolar distraction osteogenesis in a series of 17 patients. Int J Oral Maxillofac Implants 2008;23:891–896.
42. Yeung R. Surgical management of the partially edentulous atrophic mandibular ridge using a modified sandwich osteotomy: A case report. Int J Oral Maxillofac Implants 2005;20:799–803.

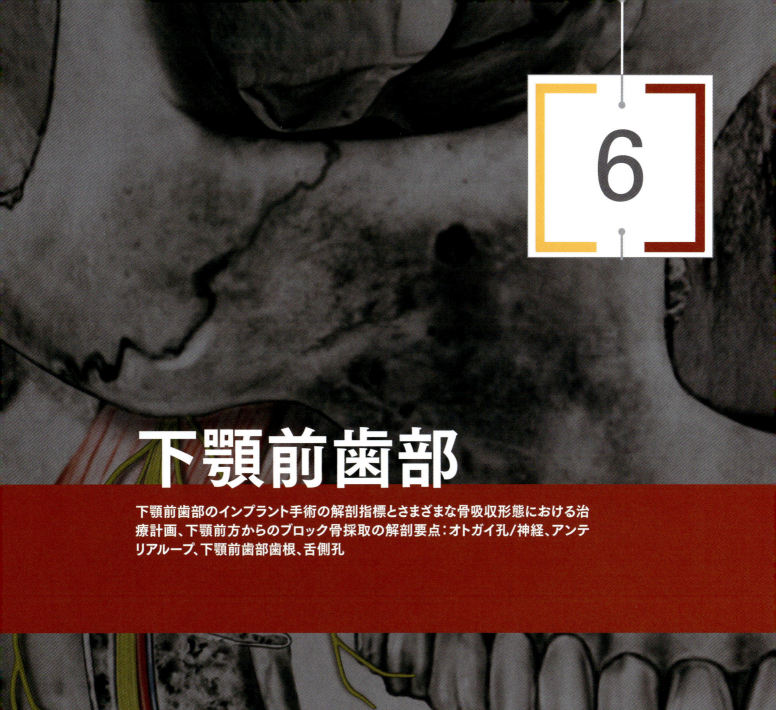

6

下顎前歯部

下顎前歯部のインプラント手術の解剖指標とさまざまな骨吸収形態における治療計画、下顎前方からのブロック骨採取の解剖要点：オトガイ孔/神経、アンテリアループ、下顎前歯部歯根、舌側孔

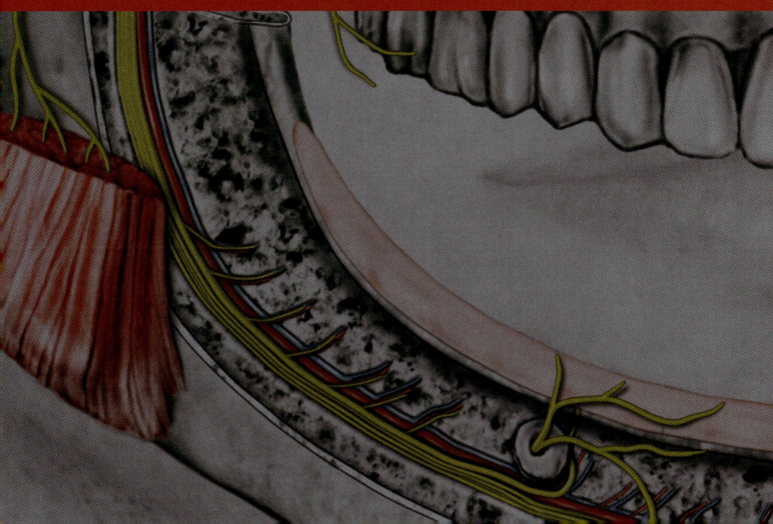

オトガイ孔/神経およびアンテリアループ

オトガイ神経

オトガイ神経はオトガイ孔を通って下顎骨体部から出る。オトガイ孔は通常下顎第一小臼歯と第二小臼歯の根尖の間に存在する。オトガイ神経は顎、下唇、下顎前歯部付近の口唇粘膜、下顎骨体部の皮膚の知覚を支配する。

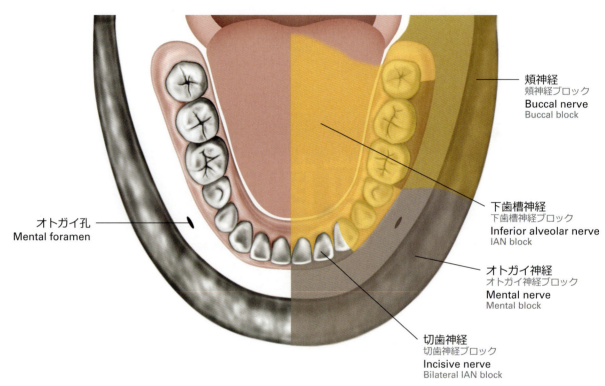

図6-1　各領域で推奨される局所麻酔と下顎の神経支配。

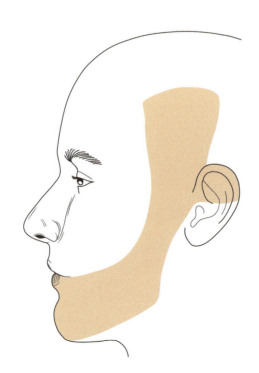

図6-2　下顎神経支配の皮膚領域。

6章 オトガイ孔/神経およびアンテリアループ

オトガイ孔の損傷を避けるには以下の三因子（訳者追記：位置、アンテリアループ、骨吸収）を考慮する。

位置

下歯槽神経は常にオトガイ孔に近接して立ち上がり、オトガイ孔の位置は外科的なリスクを避けるための骨高径の指標となる（図6-3）。インプラントがオトガイ孔上縁付近に位置した場合でも、下歯槽神経はさらにオトガイ孔の舌側に位置することもある（図6-4～6-5）。

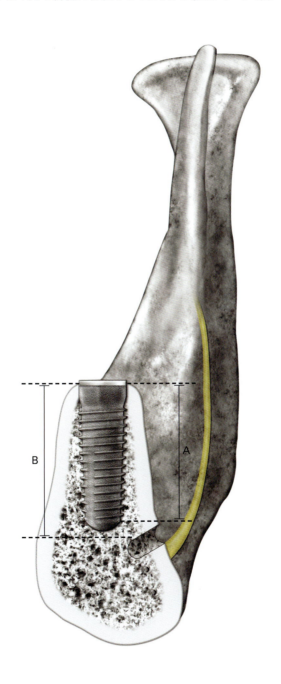

図6-3 Aはパノラマで見るオトガイ孔上方のインプラント体埋入可能な歯槽骨高径である。Aより2mmの安全域を確保して埋入する必要はない。インプラント体は歯槽骨中央に位置しており、頬側の骨上にはない。インプラント体埋入に高径A全体を使用したとしても下歯槽神経から少なくとも2mmの距離が存在する。高さBが実際に利用可能な下歯槽神経上の距離であり、高さAよりかなり大きくなる（おおよそ2～5mm）。

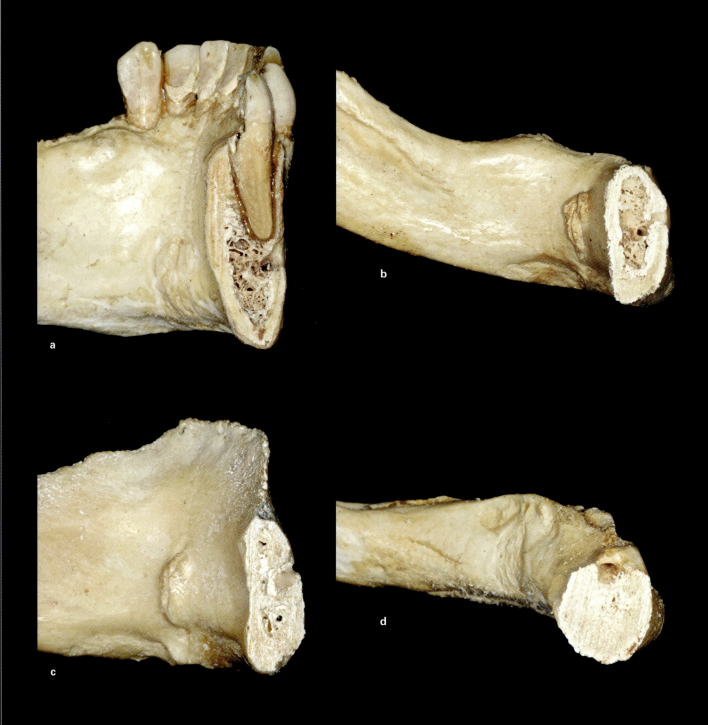

図6-4 異なった骨吸収パターンを示す4名のヒト下顎骨の標本の横断面。下歯槽神経とオトガイ孔の位置関係を示している。歯槽骨の中心部、下歯槽神経はオトガイ孔上縁よりかなり低い位置にある。(a)最小の骨吸収を示す下顎骨。(b)緩やかな骨吸収を示す下顎骨。(c)中等度から高度の骨吸収を示す下顎骨。(d)高度の骨吸収を示す下顎骨。下顎骨のパノラマX線ではオトガイ孔は確認できない。

6章 オトガイ孔/神経およびアンテリアループ

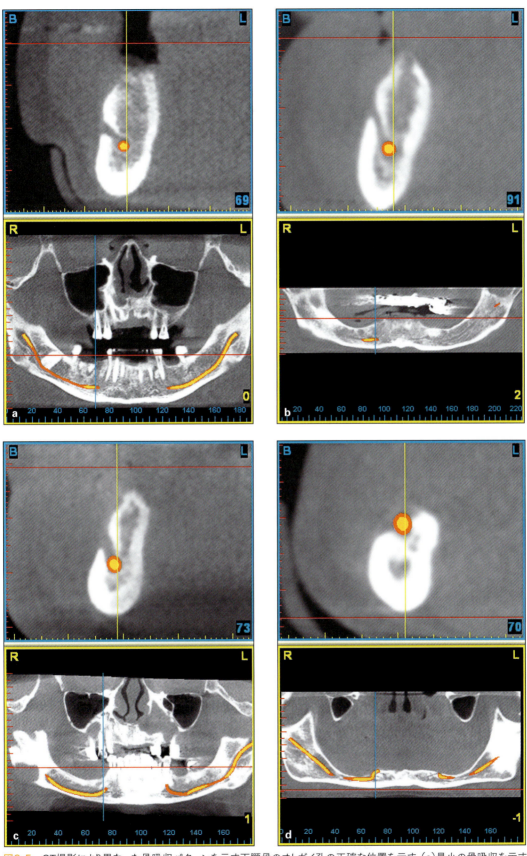

図6-5　CT撮影により異なった骨吸収パターンを示す下顎骨のオトガイ孔の正確な位置を示す。(a)最小の骨吸収を示す下顎骨。(b)緩やかな骨吸収を示す下顎骨。(c)中等度からさらに進行した骨吸収を示す下顎骨。(d)高度の骨吸収を示す下顎骨。オトガイ孔周辺にはインプラント体埋入は不可能である。

アンテリアループ

　下歯槽神経は通常オトガイ孔より前方へ伸び、後方へ向きを変えオトガイ孔から上方へ向かって下顎骨の外側に出る[1]。下歯槽神経はオトガイ孔より3mm程度前方に走行するため[2]、もしインプラントをオトガイ孔より近心、下方に予定する場合は、インプラント体の最遠心をオトガイ孔の近心側より少なくとも5mm前方の位置に埋入する。アンテリアループへのドリル貫通を避けるため、オトガイ孔の最近心部から7〜8mm前方の歯槽頂部骨をパイロットドリルで削合する（7〜8mm＝アンテリアループ部3mm＋安全領域2mm＋インプラント体の半径）（図6-6）。

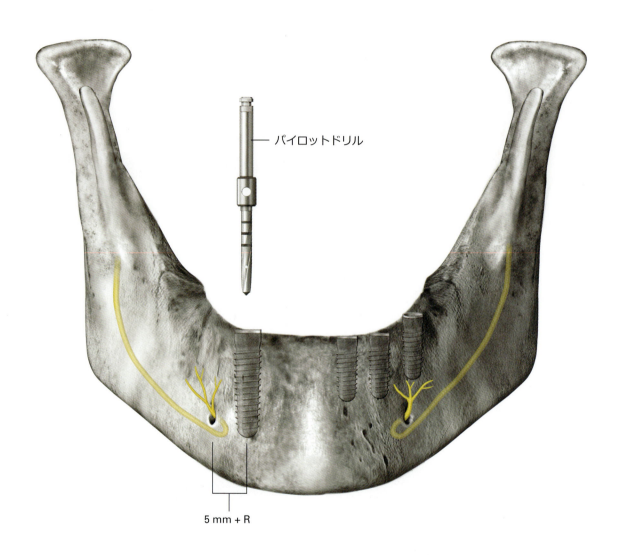

図6-6　左側下顎骨の3本のインプラント体はオトガイ孔およびアンテリアループより十分上方にあり、これらの解剖学的指標に関してはいずれの場所にも埋入可能である。しかし、右側下顎骨では、図のインプラント体はオトガイ孔の高さまで達している。アンテリアループから安全な距離で埋入するには、パイロットドリルをオトガイ孔の最近心部より7mm前方に位置させる。重要な注意点として、CTによるアンテリアループの確認を信頼すべきでない。もし、インプラント体がオトガイ孔の高さに達する場合は、必ずオトガイ孔最近心部より7mm前方に最初のドリルを入れる。

6章 オトガイ孔/神経およびアンテリアループ

オトガイ孔に近接するフラップ剥離のための切開

　オトガイ神経の主要分枝の損傷を避けるには、オトガイ神経近心への切開は、歯肉歯槽粘膜境の少し上方で行う（図6-7）。

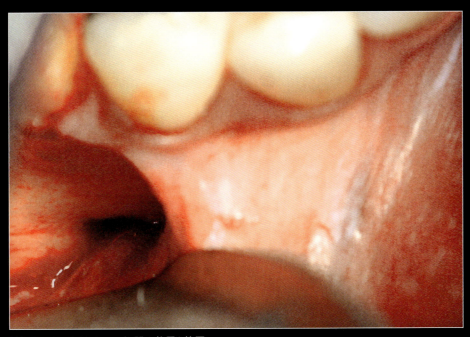

図6-7　オトガイ近心への切開の位置と範囲。

骨吸収

　骨吸収の高度な下顎骨では、オトガイ孔の位置は下顎骨隆起部の骨頂に位置する（図6-9）。このような場合、オトガイ神経を損傷しないためには、歯槽頂中央切開をわずかに舌側に入れ、オトガイ孔を確認するまで全層弁をゆっくり剥離する。症例によっては、歯肉剥離によるオトガイ神経やその枝の損傷を避けるために粘膜骨膜弁の剥離なしのフラップレス埋入を推奨する（図6-9）。

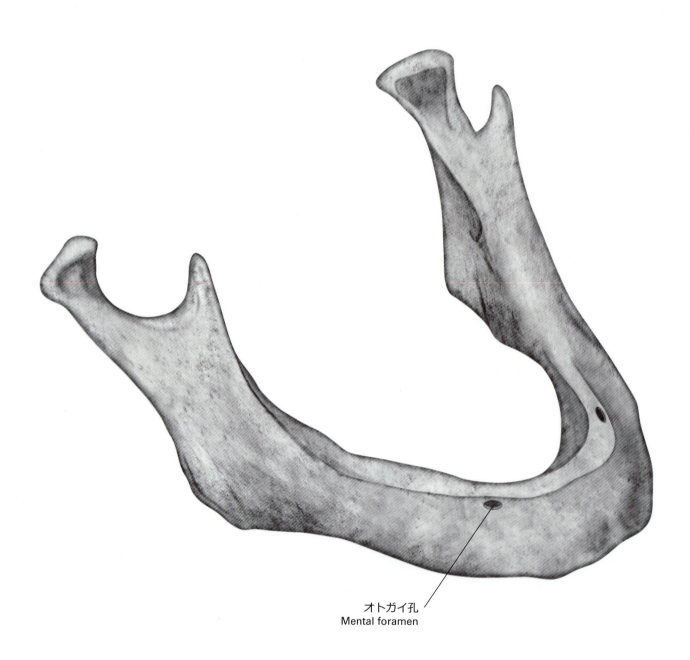

オトガイ孔
Mental foramen

図6-8　高度の骨吸収を認める下顎骨のオトガイ孔の位置。

6章　オトガイ孔/神経およびアンテリアループ

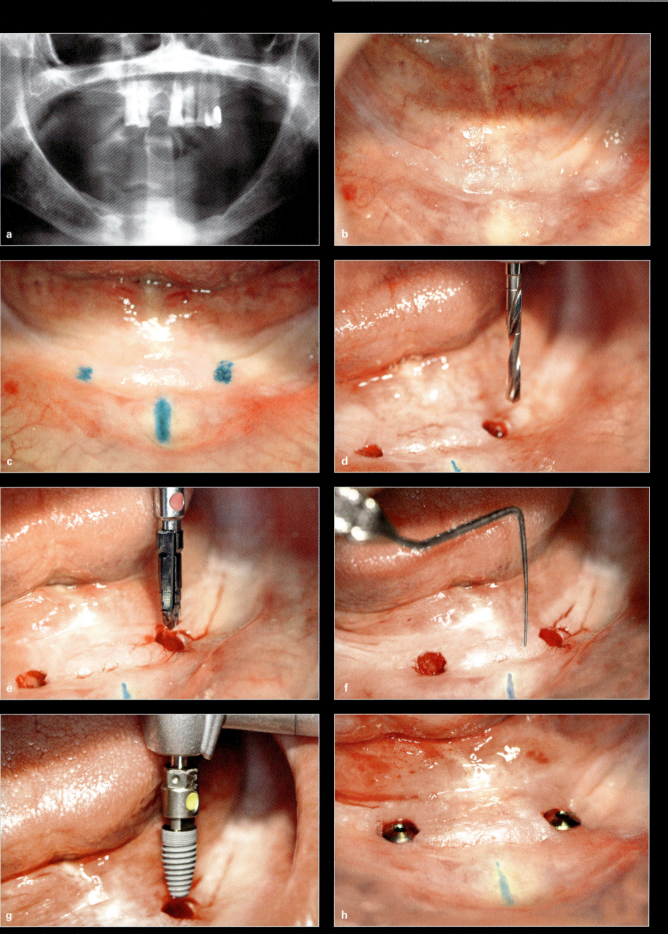

図6-9 （aからh）下顎骨が高度に吸収されている症例。パノラマX線およびCTともにオトガイ孔の正確な位置は確認できなかった。その結果、フラップレスプロトコールを使用しインプラント体を埋入することとした。正中より12mmの距離の領域をドリリングするのに安全とし、メスによるオトガイ神経損傷のリスクを回避した。ドリリングが完全に骨内に収まっているのを確認するのに歯周プローブ（f）を使用した。補綴予定のカンチレバーが広範囲にわたるため、患者はロケーターオーバーデンチャー（Zest Anchors）を予定した。インプラント上へ過負荷が伝わり、インプラント−上部構造界面に弱い連結部ができないように、ロケーターキャップにより上部構造がそのアタッチメントを取り外せる（切り離せる）ようになっている。

下顎切歯管

　一般的に、下歯槽神経は臼歯部付近で、オトガイ孔付近の皮膚、下口唇、口腔粘膜、歯肉に分布するオトガイ神経と、切歯神経(下顎前歯部に分布する)に分枝する(図6-10)[3]。しかし、中にはオトガイ孔から前下方に伸びた大きな内腔(0.48〜2.9mm)を伴った実際の管として存在する場合があり[4]、それは下顎下縁から8〜10mmのところに位置する(図6-11)。この神経の存在は問題になることがあり、下方への下顎神経の延長として同様の神経脈管系の要素を含むことを考慮して[5]、この管を貫通させる骨形成は避ける。

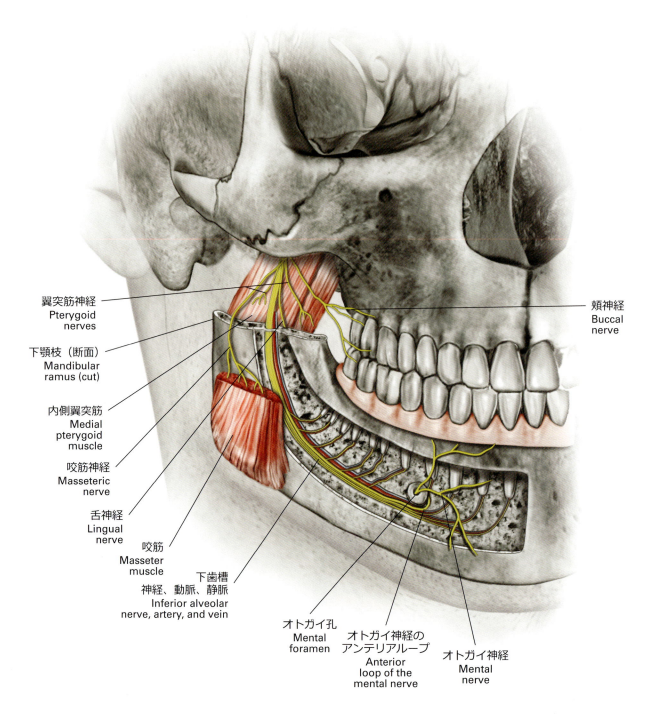

図6-10　下顎前歯部の一般的な神経支配。

6章 下顎切歯管

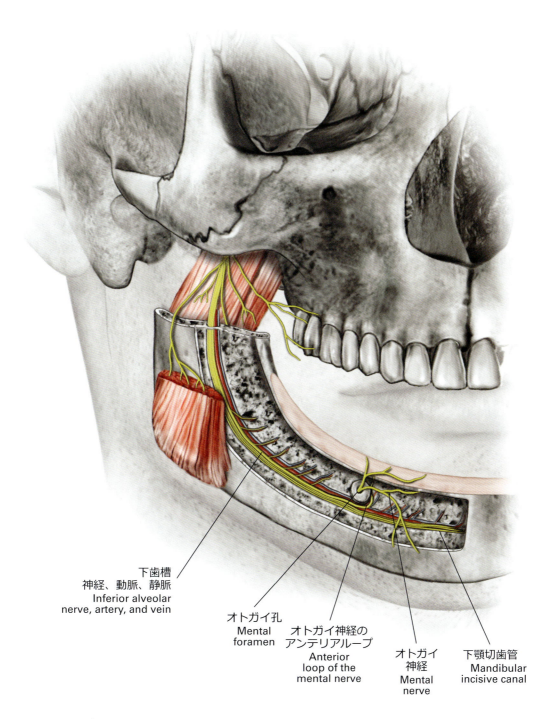

図6-11 インプラントを下顎前歯部に予定する場合、術者は下顎切歯管の存在の可能性を考慮する。この神経は、下顎下縁より8〜10mm上方にあるが、高度骨吸収の下顎骨においては骨形成の進路に存在することもある。

下顎切歯管は単純X線写真では明瞭には映らず、術前検査にはCTを推奨する。図6-12は下顎切歯管の三次元的およびパノラマCT画像を示す。

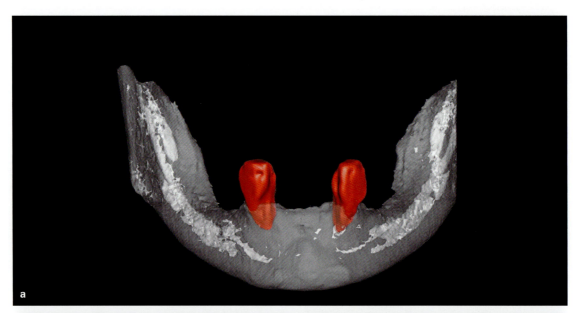
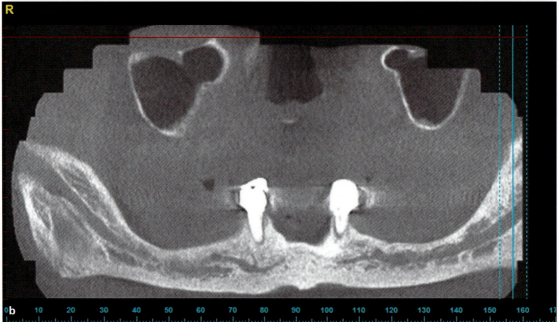

図6-12 （a）三次元画像で映し出されている下顎切歯管と（b）CTのパノラマ画像。単純パノラマX線撮影ではこの神経管の存在は映し出されず、インプラント手術前には必ずCTを撮影することが大切だ。

6章 下顎切歯管

　下顎切歯管が存在する場合は、骨吸収を認める下顎骨におけるその位置は歯槽骨頂により近接していることを考慮する。どのような骨吸収パターンであっても、オトガイ孔間へのインプラント埋入の計画時には、下顎切歯管の存在を必ず確認する（図6-13と図6-14)[6]。

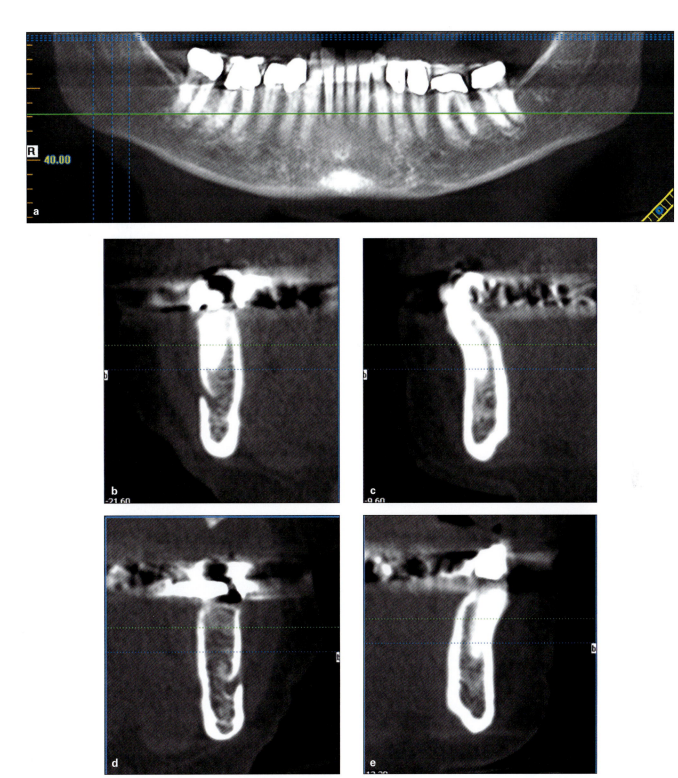

図6-13　（aからn）下顎前歯部欠損の補綴治療予定の患者例。CTによると右側に下顎切歯管が存在した。(b)右側オトガイ孔、(c)右側下顎犬歯、(d)左側オトガイ孔、(e)左側下顎犬歯の横断面を示す。切歯管は(a)CTのパノラマ画像ではみられないが、(c)下顎右側犬歯の横断面でははっきりと確認できる。犬歯はオトガイ孔より約12mm近心に存在し、犬歯下の管は下歯槽神経のアンテリアループではない。左側では、オトガイ孔は第一大臼歯と第二大臼歯の間に位置し、犬歯部の横断面では切歯管は認めず、切歯管から安全な距離を確保するために右側犬歯部のインプラント(11mm)は左側犬歯部（約13mm）より短いものを選択した。

181

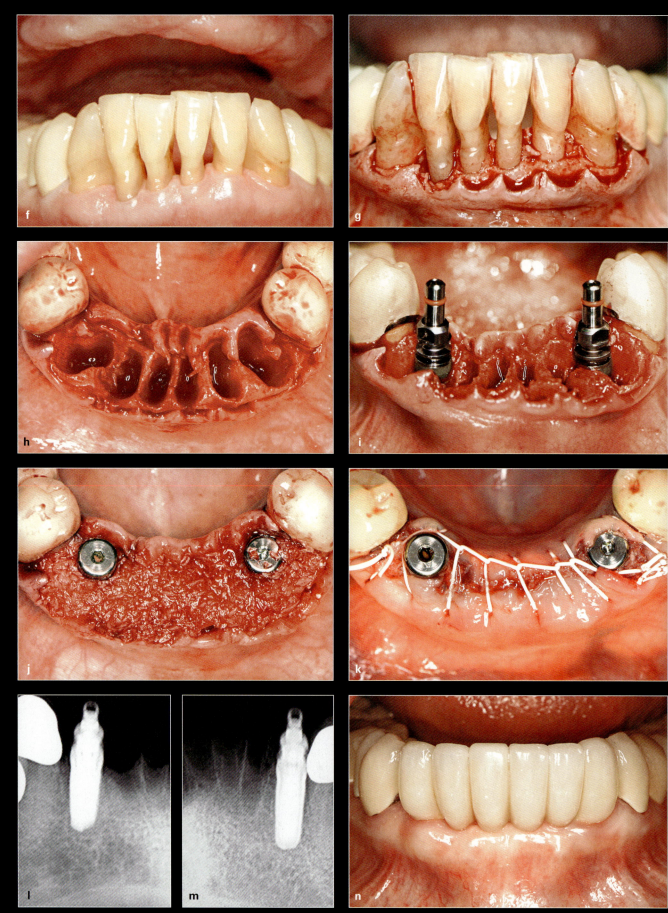

図6-13(続き) (fからi)抜歯後、インプラント体埋入。(j)骨移植材を充填。(k)縫合。(lとm)術後のX線写真。右側に短いインプラントが埋入された。(n)4ヵ月後、このケースはきれいに修復された。

6章 下顎切歯管

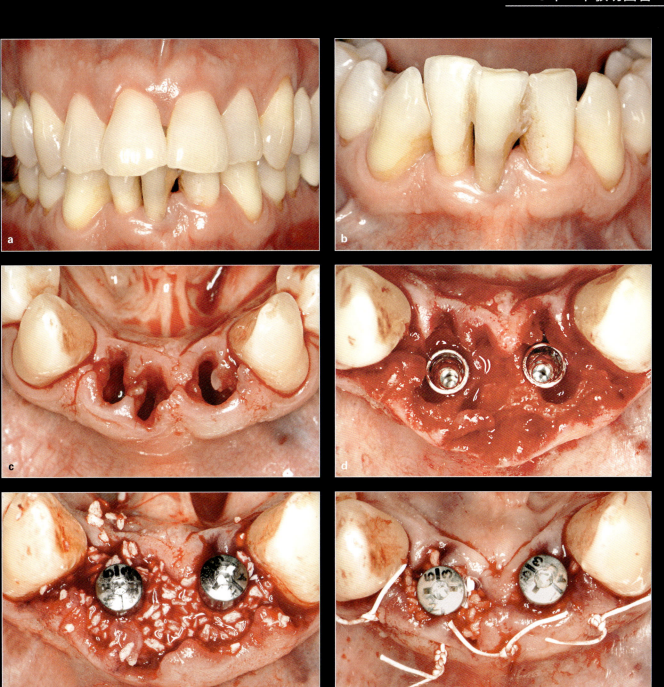

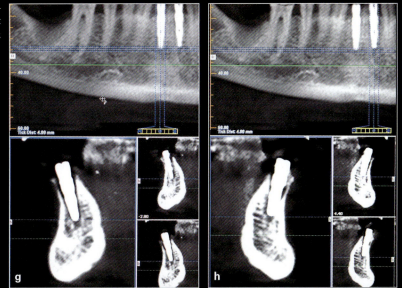

図6-14 （aからh） 下顎切歯部に2本のインプラント（DIOインプラント）を埋入した症例。下顎切歯管は存在しなかった。それゆえ、2本のインプラントはともに長さ12mmを使用。

下顎副舌側孔

口腔底前方の解剖構造は、舌下動脈（舌動脈の枝）とオトガイ下動脈（顔面動脈の枝）から血液供給を受けている（図6-15と図6-16）。

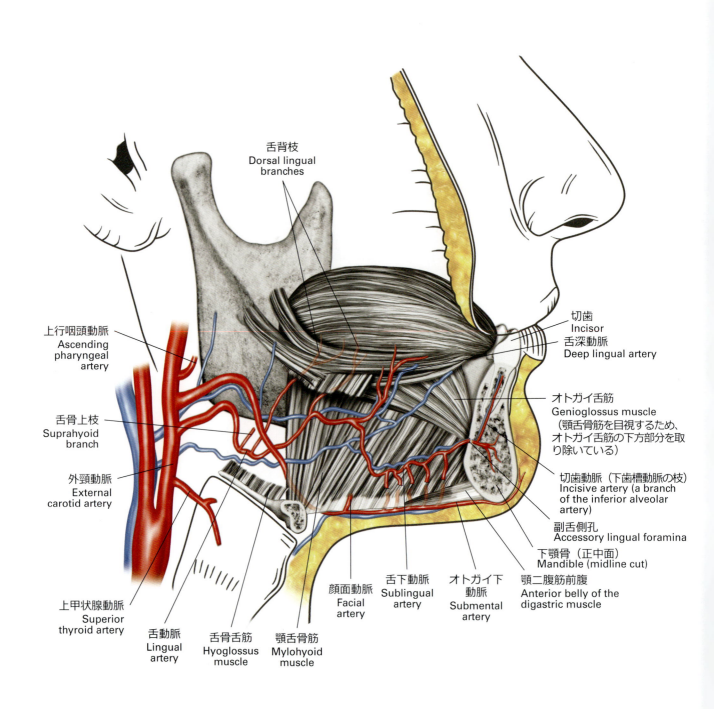

図6-15　舌動脈の解剖の側面観。

6章　下顎副舌側孔

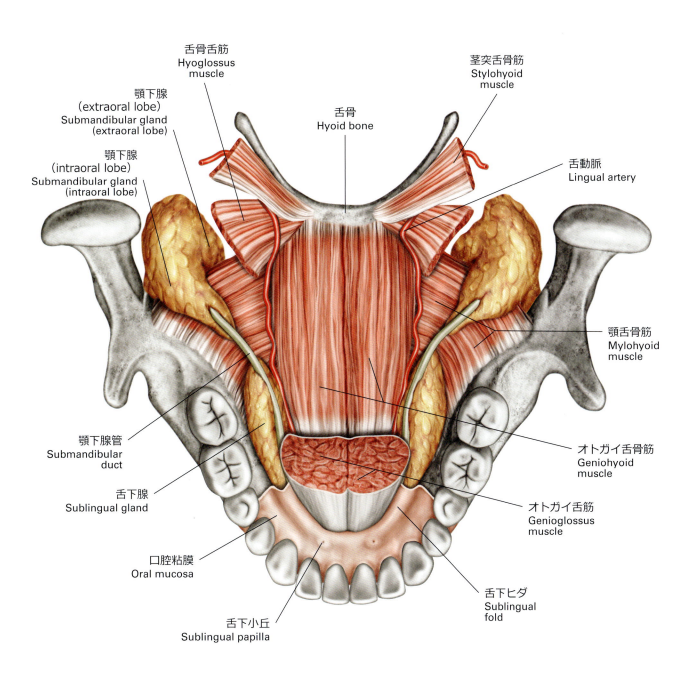

図6-16　舌動脈の解剖の上方面観。

舌動脈

舌動脈は舌骨の高さで外頸動脈から分かれる8つの分枝の1つである。その終枝である舌深動脈と舌背枝を通して舌体部と舌尖部に血液を供給している。舌骨舌筋の前縁で、舌動脈から舌下動脈が起こっている。

舌下動脈

舌下動脈の直径は平均2mmで、舌下腺、顎舌骨筋、オトガイ舌骨筋、オトガイ舌筋、口腔底粘膜、舌側歯肉に血液供給している。また、舌側の皮質骨に補足的に血液供給するため何本かの歯槽骨への分枝がある。これらの枝は、副舌側孔と呼ばれる多数の孔を通って皮質骨に入り、歯槽骨の中央に届く管を形成している。

Rosanoら[7]は、下顎正中の舌側に存在する孔と管の保有率、大きさ、位置、内容物を調べる目的で成人60体の乾燥下顎骨を検討した。別の20体の下顎骨では、赤いラテックスを注入し、脈管の内容物とこれらの正中の舌側孔および管の関連を調べるため解剖した。全部で118の孔が発見され、それぞれの下顎骨に少なくとも1つの舌側孔がオトガイ棘より上の正中に存在した（下顎下縁からの高さ平均12.5±2.1mm）。また、20体のラテックス注入された下顎骨のうち19体で、微小解剖により、舌下動脈どうしの吻合からくる1本の血管として下顎正中に入る血管の枝が明らかにされた。このため、口腔底の血管は下顎正中の舌側皮質骨に近接して存在しており、少しでも舌側皮質骨を尖孔すると出血が起きる可能性がある。

Krenkelら[8]は、オトガイ棘との垂直的位置関係により正中の棘間、棘上、棘下の舌側孔について調べ、舌下動脈の小さな枝を含むことを報告した。

Liangらによる他の研究[9,10]によると、50体の下顎骨のうち49体（98％）で少なくとも1つ正中の舌側孔が存在した。これらの標本の微小解剖の結果は、オトガイ棘の上下の孔、管の中に明らかな神経血管束の存在が示された。上方の管の中の神経血管束は舌動脈および舌神経に由来し、一方下方の管の血管束は顔面動脈の枝であるオトガイ下もしくは舌下動脈から、神経束は顎舌骨神経の枝から分布していた。要約すると、孔の存在する位置によって異なった種類の舌側孔が確認された。オトガイ棘の上下の孔にはそれぞれ異なった神経血管系が中を通っており、舌側孔が解剖学的にオトガイ棘の上か下に位置するかでそれは決定される。

他の研究では、小臼歯部領域の下顎の舌側、下顎下縁付近[11]、側切歯-犬歯間の歯槽突起付近[12]でも副舌側孔の存在が示されている。

舌下動脈の役割

下歯槽動脈は切歯枝により下顎結合部に血液を供給する。しかし、上記で述べたように犬歯間領域への補足的な血液供給は、副舌側孔を通って舌下動脈歯槽枝から来る。この補足的な血液供給は歯が欠損している下顎では特に重要となる。なぜなら、歯牙欠損後、下歯槽神経の動脈硬化的変化により、下顎の血液循環で骨膜と副舌側孔による外部からの血液供給への依存が増すからである。舌側の粘膜骨膜弁の広範囲形成時はこのことを考慮する（図6-17a）[13,14]。下顎前方への血液供給が途絶えると舌下部で血腫を生じることもある。副舌側孔を通る何本かの動脈は、この領域へのインプラント埋入時の激しい出血を起こす十分な大きさを示す（図6-17b）[15]。

6章　下顎副舌側孔

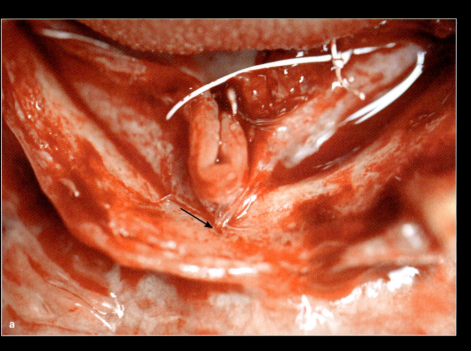

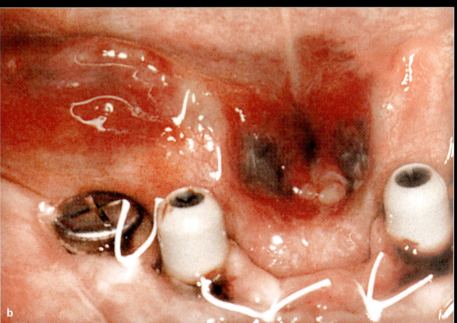

図6-17　(a)副舌側孔がCTで検出されていた症例。手術領域で多量の出血を避けるため、舌側の全層弁の形成時、副舌側孔を考慮した。(b)前歯部領域へのインプラント埋入時、舌下動脈の損傷により舌下部の出血が起こった（Ten Bruggenkateらの論文[16]より許可を得て転載）。

顔面動脈

　顔面動脈は舌動脈の上部で外頸動脈より枝分かれする。顎二腹筋の後腹と茎突舌骨筋の深部を通り顎下腺表面を進み、それらに血液供給した後、下顎を回って咬筋の前縁で顔面に入る。その枝には、上行口蓋動脈、顎下動脈、オトガイ下動脈、下唇動脈、上唇動脈、眼角動脈が含まれる。

オトガイ下動脈

　オトガイ下動脈は下顎下縁に交叉する前に顔面動脈から分枝し顎舌骨筋動脈とともに顎舌骨筋の下縁に沿って内側に曲がる。同動脈は顎下リンパ節、顎下腺、顎舌骨筋、顎二腹筋に血液供給をする。

　舌下動脈とオトガイ下動脈は、それぞれの顎舌骨筋枝を通して吻合している[17]と覚えておくことが大切である（舌下動脈は顎舌骨筋の上方を、オトガイ下動脈は下方を通る）。このため、口腔底の出血点が舌動脈か顔面動脈かの判定は難しい。血管造影法は出血点を特定するのに役立つであろう[18]。

　下顎前歯部の外科処置時には、出血を避けるように注意して、以下のガイドラインに従う。

・術者はCT撮影により副舌側孔の存在とそれらの位置を注意して評価する。
・下顎正中へのインプラント埋入は推奨しない。副舌側孔は歯槽骨頂部の近くに存在し、特に骨吸収が高度の患者の場合はさらに近くなる。
・舌側皮質骨への血液供給の中断を避け出血を最小限にするには下顎前歯部舌側のフラップ形成を最小限とする。

　図6-18から図6-20はヒトの標本での副舌側孔/管とCT画像を示す。

6章 下顎副舌側孔

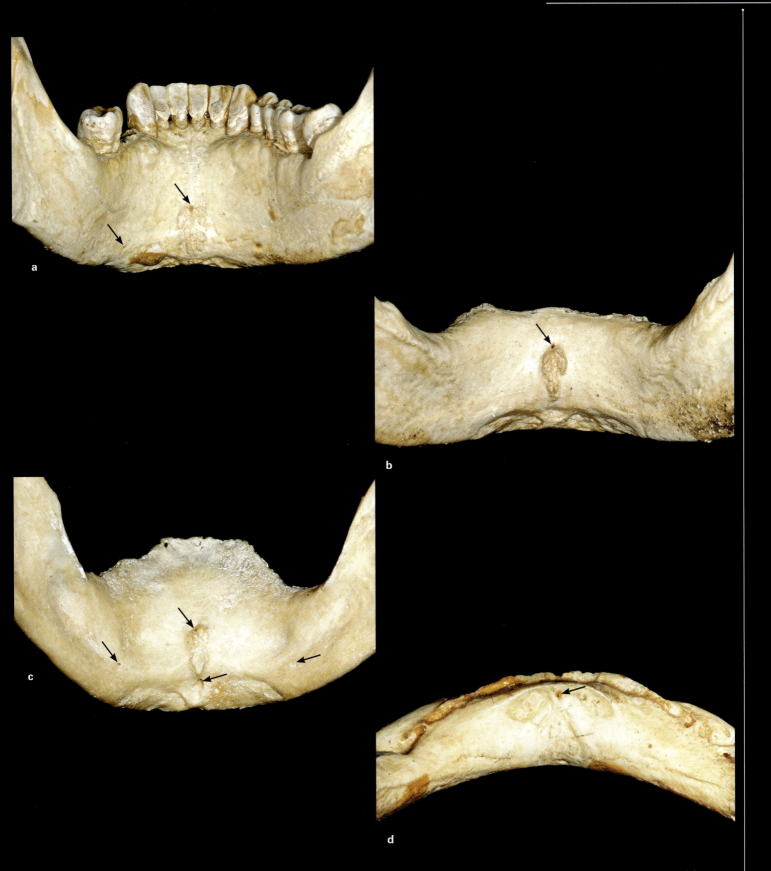

図6-18 異なる骨吸収パターンの4体の標本の下顎前歯部の舌側面観。(a)最小の骨吸収を示す下顎骨。(b)緩やかな骨吸収を示す下顎骨。(c)中等度から高度の骨吸収を示す下顎骨。(d)著しい骨吸収を示す下顎骨。

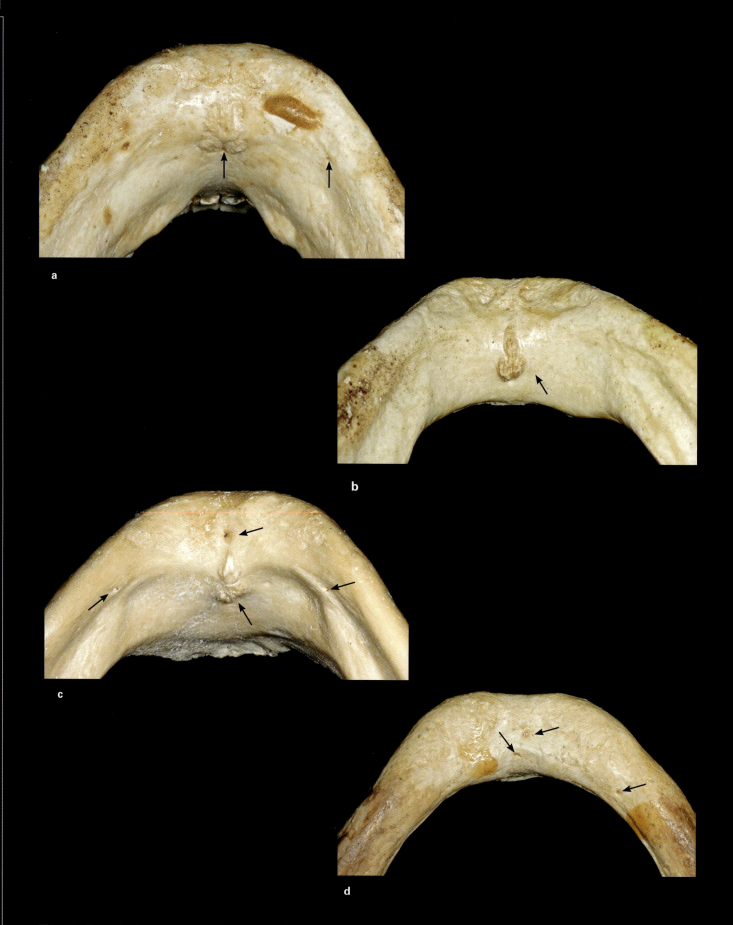

図6-19 異なる骨吸収パターンの4体の標本の下顎前歯部の下方面観（5章と同じ標本）。矢印は副舌側孔を示す。（a）最小の骨吸収を示す下顎骨。（b）緩やかな骨吸収を示す下顎骨。（c）中等度から高度の骨吸収を示す下顎骨。（d）著しい骨吸収を示す下顎骨。abcの矢印は**図6-18**のaからcと同じ孔を示している。一方、dの矢印は3つの副舌側孔を示しているが、同じ下顎骨の舌側面観では見えない（**図6-18d**参照）。

6章 下顎副舌側孔

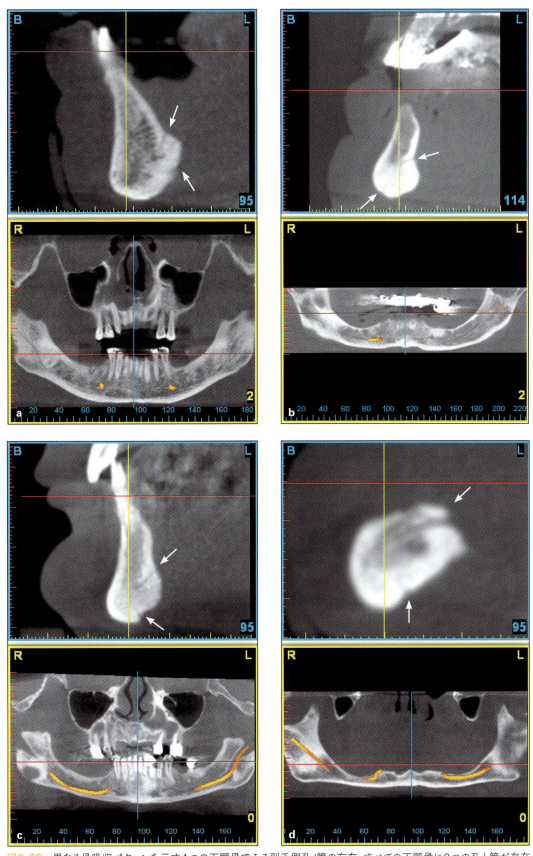

図6-20 異なる骨吸収パターンを示す4つの下顎骨でみる副舌側孔/管の存在。すべての下顎骨に2つの孔と管が存在する(矢印)。(a)最小と(c)中等度吸収を示す下顎骨では、正中にインプラントを埋入するうえで上方の副舌側孔は歯槽頂から安全な距離にある。(b)軽度では歯槽頂を広げるための骨整形術をするならば、副舌側孔を損傷するリスクがある。(d)高度吸収では、歯槽堤と上方の副舌側管が近接しているため正中にインプラントを埋入するのは不可能である。

下顎前方からのブロック骨採取

　下顎前方からのブロック骨採取時には（図6-21）、術者は以下の解剖指標を理解しなければならない：オトガイ孔、下歯槽神経のアンテリアループ、下顎切歯管、副舌側孔、骨密度（骨採取はD1の骨から試みてはならない）、採取部近くの歯根。CT画像とこの章で提示する知識があれば、これらの解剖指標を避けることは難しくない。

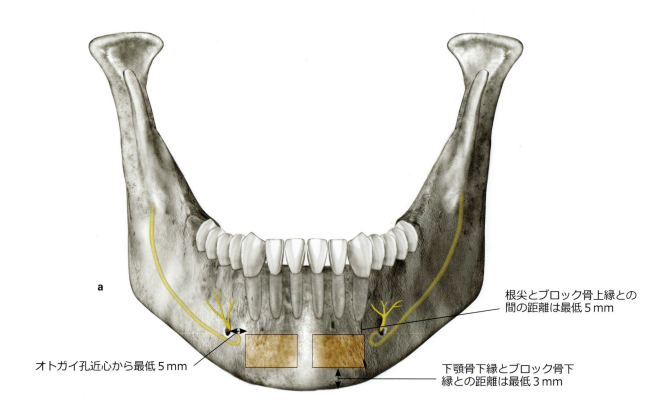

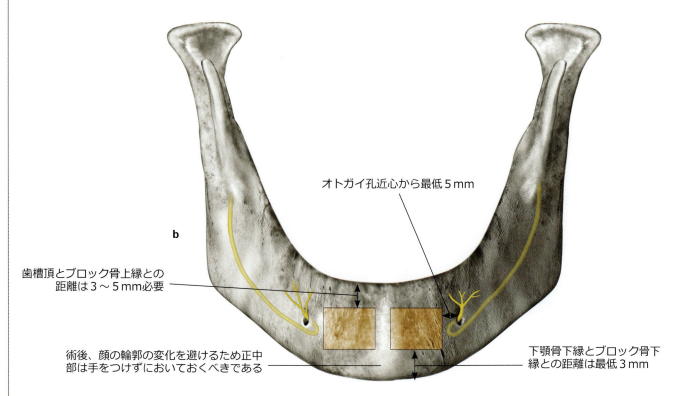

図6-21　(a)有歯顎と(b)無歯顎の下顎前方部からブロック骨を採取する際、推奨される位置。

不十分な骨構造をもつ下顎前歯部

骨吸収パターンと治療計画

　著者は歯槽骨の自然な吸収パターンの分類を考案した（図6-22）。最近の分類では、歯牙欠損後の歯槽骨幅径は骨吸収が高度に進むまでは徐々に吸収し、骨の高径も低くなりはじめるとされている。一方、著者は以下を提案する。初期の歯槽骨幅の減少の後、吸収パターンは2つの異なるタイプのうちどちらかをたどる。第一は、歯槽骨が全体的に高度に幅を失うもの、第二は歯槽頂の半分は相当量の骨幅を残し、半分のみ歯槽骨幅の急激な減少を伴うものである。吸収パターンにより骨補填に必要とされる移植骨採取法が決定されるため、CTを評価し、治療計画時には、これらの2つの異なるパターンを理解し、CT上でそれらを分類することが重要となる。

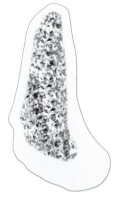
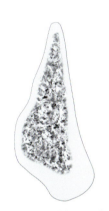
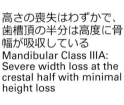
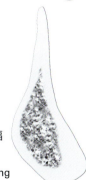
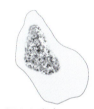

最小の骨幅の喪失
Mandibular Class I:
Minimal width loss

緩やかな骨幅の吸収
Mandibular Class II:
Moderate width loss

高さの喪失はわずかで、歯槽頂の半分は高度に骨幅が吸収している
Mandibular Class IIIA:
Severe width loss at the crestal half with minimal height loss

高さの喪失はわずかで、歯槽頂全体で高度に骨幅が吸収している
Mandibular Class IIIB:
Severe width loss affecting the entire alveolar ridge with minimal height loss

高さ、幅とも高度に吸収している
Mandibular Class IV:
Severe height and width loss

図6-22　下顎前歯部の骨吸収に関するAl-Farajeの分類。

図6-23の4つの骨標本は、A1-Farajeの骨吸収パターンの分類の5種のうち4種の骨吸収パターンを示している。

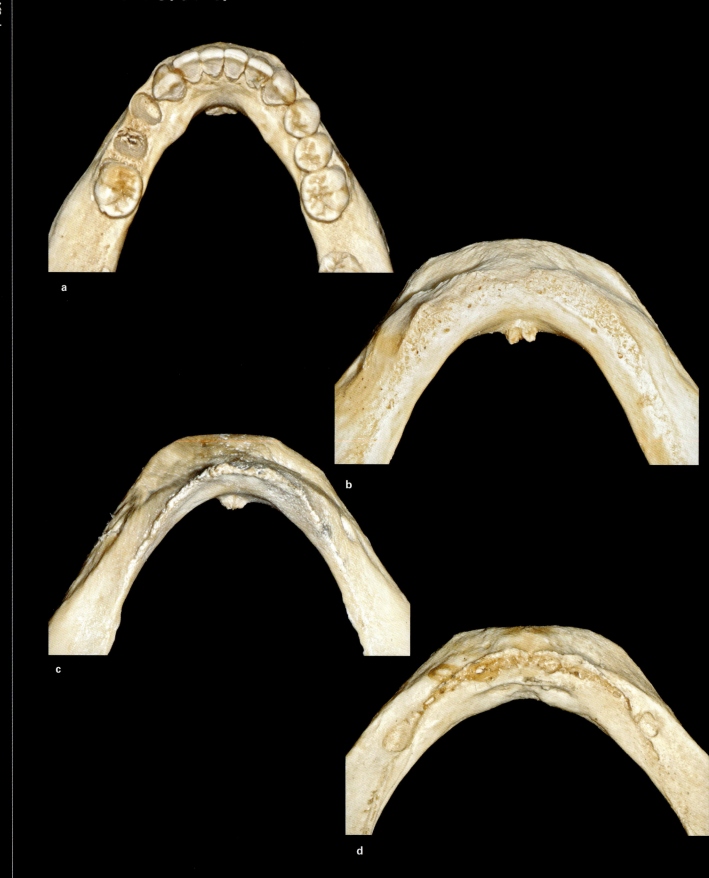

図6-23 異なる骨吸収パターンを示す4体の標本の下顎前歯部の上方面観。(a)Class Ⅰの骨吸収。(b)Class Ⅱの骨吸収。(c)Class ⅢBの骨吸収。(d)Class Ⅳの骨吸収。

6章 不十分な骨構造をもつ下顎前歯部

不十分な骨構造をもつ下顎前歯部歯槽骨への臨床対応

- CTによる骨吸収パターンの同定
- Class Ⅰの骨吸収（Al-Farajeの分類）の場合、レギュラーもしくはワイド径のインプラント体を埋入できる。幅、高さとも骨の損失が少なく（最近歯牙欠損した部位へ埋入、もしくは抜歯後即時埋入）、歯がある部分の歯槽骨はClass Ⅰと考えられる。複数歯抜歯では、ほとんどの症例でインプラント間の歯槽骨を平坦にし、鋭利な骨縁を除去することは必要とされる（図6-24）。

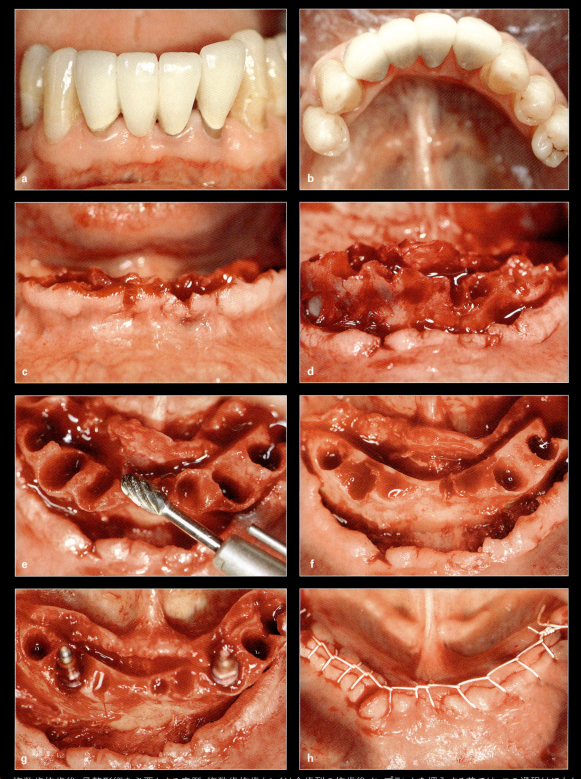

図6-24　複数歯抜歯後、骨整形術を必要とする症例。複数歯抜歯もしくは全歯列の抜歯後インプラントを埋入する前では、この過程はほとんどすべての症例で必要となる。抜歯し全層弁を形成した後、骨整形用バー（e）が歯槽骨縁を平らにするのに使われる（f）。その後、ロケーターオーバーデンチャーを支持するため2本のインプラントを埋入し（g）、縫合した（h）。

195

- Class ⅢA：インプラント埋入前の皮弁付きサンドウィッチ骨分割術（訳者注：いわゆる歯槽頂分割術）やインプラント埋入と同時に行うGBR、あるいは埋入前に骨移植術により歯槽骨幅径を増大することができる[19, 20]。これらの3つの方法以外には、径の小さいインプラントもしくはミニインプラントを埋入することもできる（**図6-25**）。

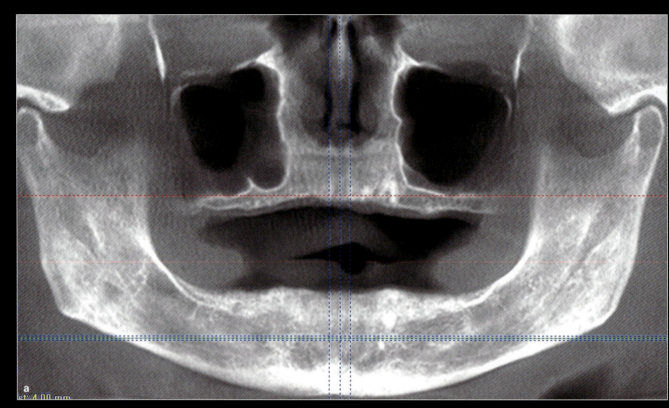

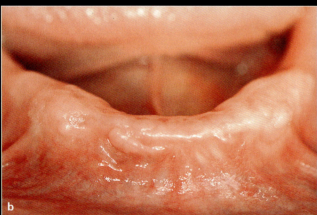
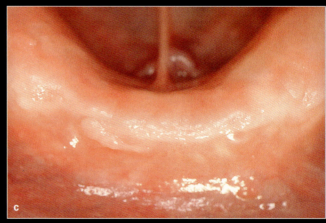

図6-25 やや不足ぎみの幅径の歯槽骨にナロープラットフォームのインプラント（DIOインプラント）を埋入。（aからc）臨床的およびCT評価後、（dとe）ドリルとフラップレステクニックにより埋入した。

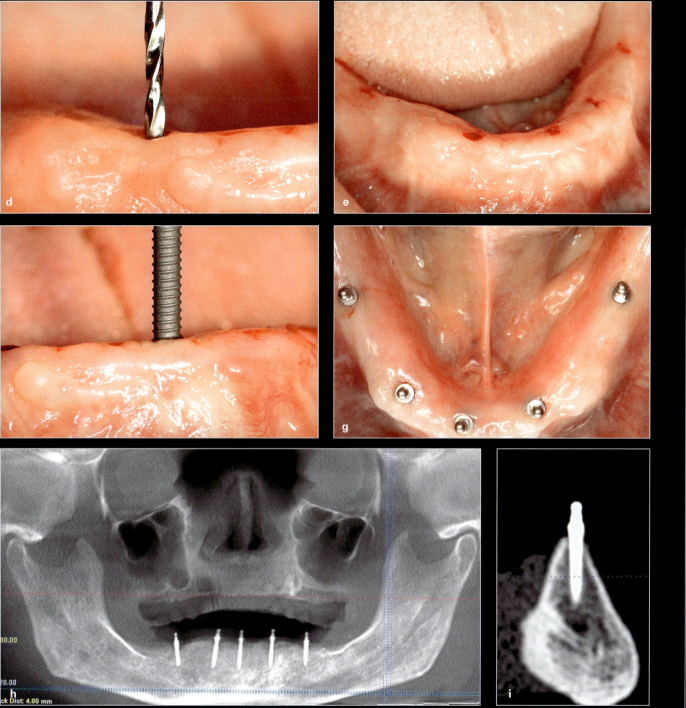

図6-25（続き） （fとg）5本の幅径の小さいインプラント（直径2.5mm）を左右対称に、できるかぎり等間隔で埋入した。幅径の小さいもしくはミニインプラントを埋入する時、下歯槽神経上部の歯槽骨の高さが許すならば、すべてのインプラントに咬合力を分散させるため、オトガイ孔間の前歯部領域に3本のインプラントを埋入し、オトガイ孔より遠心に左右それぞれ1本ずつ埋入することが望ましい。（h）術後のCTのパノラマ画像。（i）中央のインプラントの横断面。下顎正中の副舌側管上まで安全な距離がある。

- Class ⅢB：スプリットクレストテクニックは不可能。骨の厚みが非常に少ないためブロック骨移植は困難である。このため、本症例ではチタンメッシュとヒト組換えBMP-2（rhBMP-2）、吸収性コラーゲンスポンジ（ACS）を使用するGBRが推奨される（図6-26）。
- Class Ⅳ：以下の3つの術式は垂直的な歯槽骨の増幅を可能にする；ブロック骨移植、仮骨延長術、インターポジショナルグラフト。

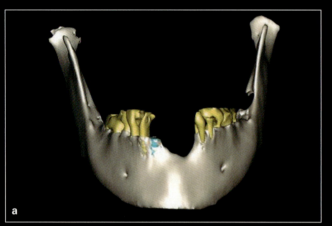
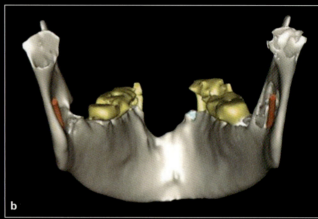
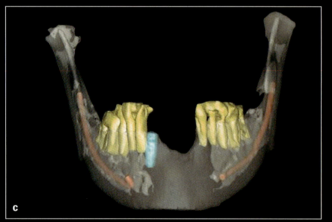
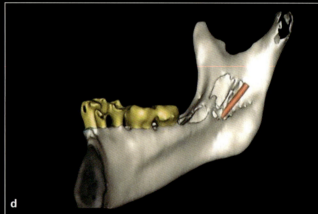
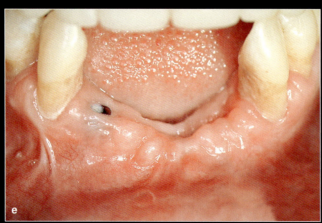
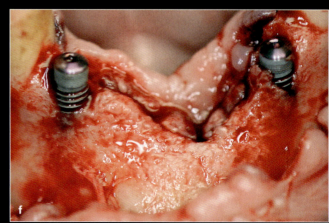

図6-26 以前のインプラントの失敗による下顎前歯部の垂直的な骨喪失を伴ったClass ⅢBの症例。三次元のCT画像および写真にみられるように、狭い歯槽頂、垂直的、水平的骨欠損を伴うためブロック骨、仮骨延長術もしくは骨置間術による増生は困難であった。それゆえ、チタンメッシュとrh-BMP-2/ACSを使用したGBRを選択した。全層弁形成後、抜歯適応の左側下顎犬歯を抜歯しインプラントを埋入した。

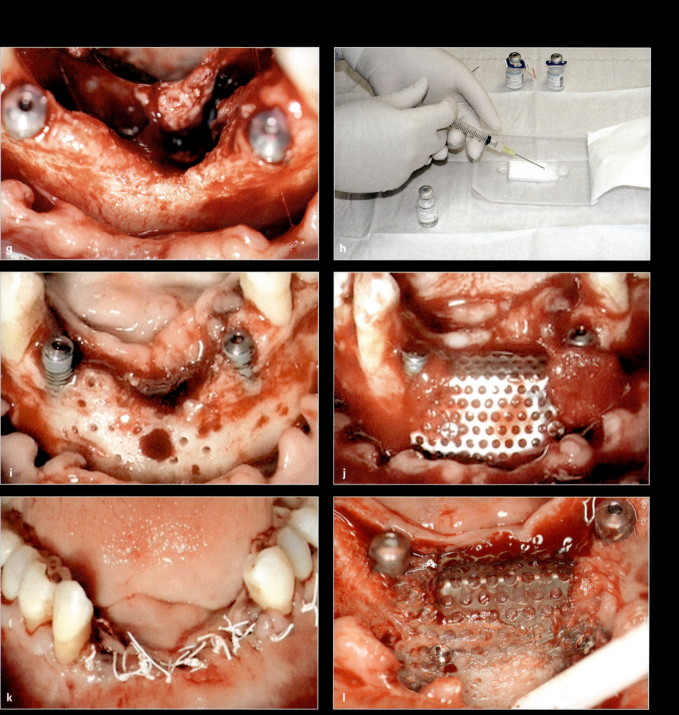

図6-26（続き） 骨移植材料は製品のプロトコールに従い準備した（h）。移植予定の頬側皮質骨は出血点を作るため一部削合され、骨髄性の出血をさせた（i）。骨移植材を予定の部位に留置し、チタンメッシュを固定した（j）。テンションがかからないように縫合した（k）。（l）9ヵ月の治癒期間後、チタンメッシュ除去のための二次手術。

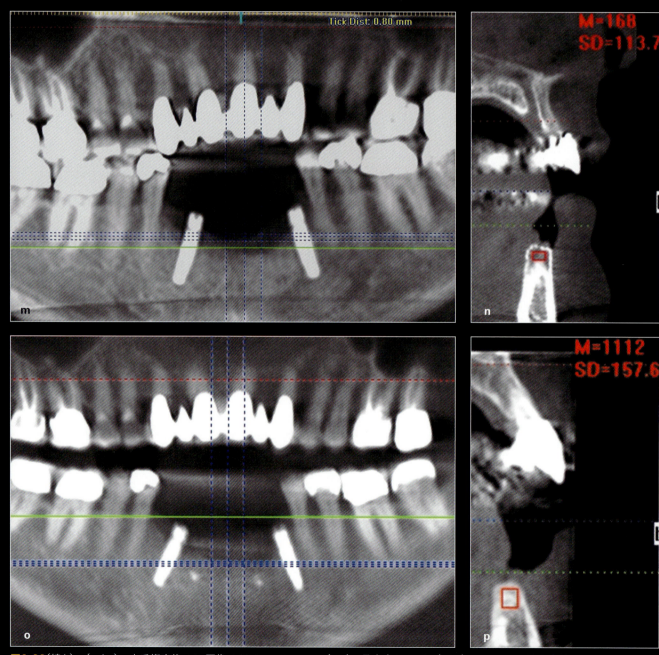

図6-26（続き）（mとn）一次手術直後のCT画像。168Hounsfield units（HU）の骨密度を示した。（oとp）チタンメッシュ除去直前のCT画像。1,112HU。

参考文献

1. Greenstein G, Tarnow D. The mental foramen and nerve: Clinical and anatomical factors related to dental implant placement. A literature review. J Periodontol 2006;77:1933–1943.
2. Hupp JR, Ellis E, Tucker MR. Contemporary Oral and Maxillofacial Surgery, ed 3. St Louis: Mosby-Yearbook, 1998:378–379.
3. Wadu SG, Penhall B, Townsend GC. Morphological variability of the human inferior nerve. Clin Anat 1997;10:82–87.
4. Mardinger O, Chaushu G, Arensburg B, Taicher S, Kaffe I. Anatomic and radiologic course of the mandibular incisive canal. Surg Radiol Anat 2000;22:157–161.
5. Monsour PA, Dudhia R. Implant radiography and radiology. Aust Dent J 2008;53(1 suppl):S11–S25.
6. Romanos GE, Greenstein G. The incisive canal. Considerations during implant placement: Case report and literature review. Int J Oral Maxillofac Implants 2009;24:740–745.
7. Rosano G, Taschieri S, Gaudy JF, Testori T, Del Fabbro M. Anatomic assessment of the anterior mandible and relative hemorrhage risk in implant dentistry: A cadaveric study. Clin Oral Implants Res 2009;20:791–795.
8. Krenkel C, Holzner K, Poisel S. Hematoma of the mouth floor following oral surgery and its anatomical characteristics [in German]. Dtsch Z Mund Kiefer Gesichtschir 1985;9:448–451.
9. Liang X, Jacobs R, Lambrichts I. An assessment on spiral CT scan of the superior and inferior genial spinal foramina and canals. Surg Radiol Anat 2006;28:98–104.
10. Liang X, Jacobs R, Lambrichts I, Vandewalle G. Lingual foramina on the mandibular midline revisited: A macroanatomical study. Clin Anat 2007;20:246–251.
11. Shiller WR, Wiswell OB. Lingual foramina of the mandible. Anat Rec 1954;119:387–390.
12. McDonnell D, Reza Nouri M, Todd ME. The mandibular lingual foramen: A consistent arterial foramen in the middle of the mandible. J Anat 1994;184:363–369.
13. Bradley JC. The clinical significance of age changes in the vascular supply to the mandible. Int J Oral Surg 1981;10(suppl 1):71–76.
14. Castelli WA, Nasjleti CE, Diaz-Perez R. Interruption of the arterial inferior alveolar flow and its effects on mandibular collateral circulation and dental tissues. J Dent Res 1975;54:708–715.
15. Kalpidis CD, Setayesh RM. Hemorrhaging associated with endosseous implant placement in the anterior mandible: A review of the literature. J Periodontol 2004;75:631–645.
16. Ten Bruggenkate CM, Krenkeler G, Kraaijenhagen HA, Foitzik C, Oosterbeek HS. Hemorrhage of the floor of the mouth resulting from lingual perforation during implant placement: A clinical report. Int J Oral Maxillofacial Implants 1993;8:329–334.
17. Bavitz JB, Harn SD, Homze EJ. Arterial supply to the floor of the mouth and lingual gingiva. Oral Surg Oral Med Oral Pathol 1994;77:232–235.
18. Zimmerman RA, McLean G, Freiman D, Golestaneh Z, Perez M. The diagnosis and therapeutic role of angiography in lingual arterial bleeding. Radiology 1979;133:639–643.
19. Misch CM, Misch CE. The repair of localized severe ridge defects for implant placement using mandibular bone grafts. Implant Dent 1995;4:261–267.
20. Garg AK, Morales MJ, Navarro I, Duarte F. Autogenous mandibular bone grafts in the treatment of the resorbed maxillary anterior alveolar ridge: Rationale and approach. Implant Dent 1998;7:169–176.

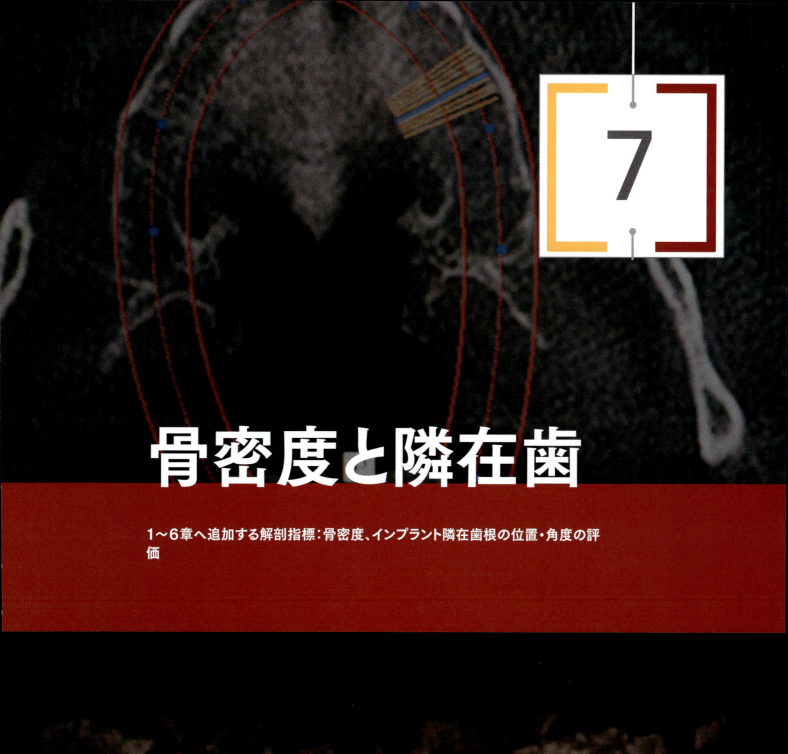

7

骨密度と隣在歯

1〜6章へ追加する解剖指標：骨密度、インプラント隣在歯根の位置・角度の評価

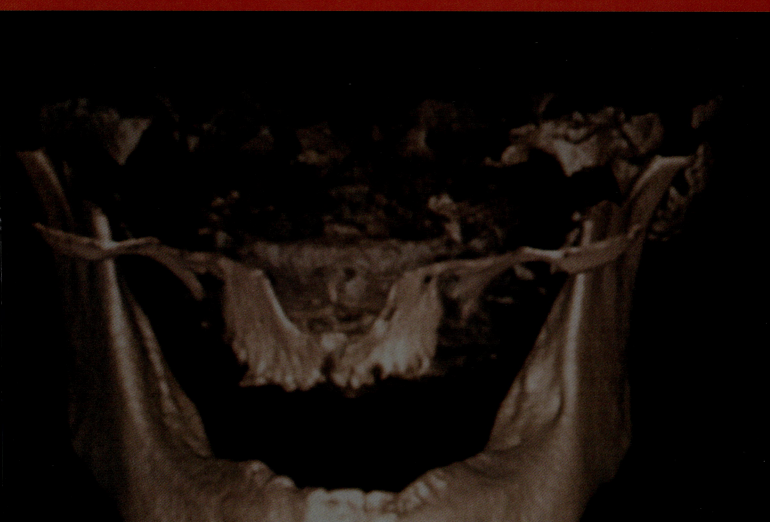

骨密度

　骨量、ドリリング、埋入テクニックと同様に骨密度はインプラント埋入時の初期固定と直接関係する。初期固定はオッセオインテグレーションに直結し、埋入時の高い初期固定の確保はきわめて重要となる。

　治癒に必要な因子、たとえば十分な治癒期間、低侵襲の外科手技、治癒期間中の微小動揺がない、インプラントと骨面にギャップのない正確な形成、有機/無機物によるインプラント表面の汚染がないことなどが揃えば、20Ncmの初期トルクはオッセオインテグレーション達成には通常は十分となる。しかし、即時荷重では暫間補綴物によるインプラントに対する微小振動と応力に耐えるためにより大きな初期固定を必要とする[1-3]。多数の文献において、即時荷重での最適な埋入トルクは35〜45Ncmとされている[1]。しかし、即時荷重を予定していなくても術者は20N以上での埋入を試みるべきである。なぜなら、治癒期間の短縮とオッセオインテグレーションの成功の可能性が増すからである。骨密度はオッセオインテグレーション達成とインプラント生存率の臨床的要因となる。骨密度が高いほど、高い初期トルク/初期固定の確保が容易となる。

骨密度のタイプ

　1985年にLekholmとZarbにより紹介された骨質の4分類（図7-1）[4]：

- D1：ほとんどすべての顎の骨が緻密骨により構成される
- D2：厚い皮質骨の層が密な海綿骨を囲む
- D3：薄い皮質骨の層が疎な海綿骨を囲む
- D4：薄い皮質骨の層が非常に疎な海綿骨を囲む

　CT撮影なしに、術前に骨密度のタイプを知ることはできない。このためインプラント予定部位の骨密度を評価するため、術前にCT撮影をすることを強く推奨する。頬側皮質骨により海綿骨の密度が不明瞭となるため、通常のデンタルX線写真やパノラマX線写真は役立たない。CT画像の各軸の画像は260,000ピクセルで、それぞれのピクセルはピクセル内の組織の密度に関連したCT値（HUにより測定される）を持つ。高いCT値ほど、組織は密となる。D1の骨密度は1,200HU以上；D2の骨密度は通常800〜1,200HU；D3の骨密度は300〜800HU；D4の骨密度は300HU以下とされている。CTの使用により骨密度を迅速かつ簡便に測定することが可能となる。

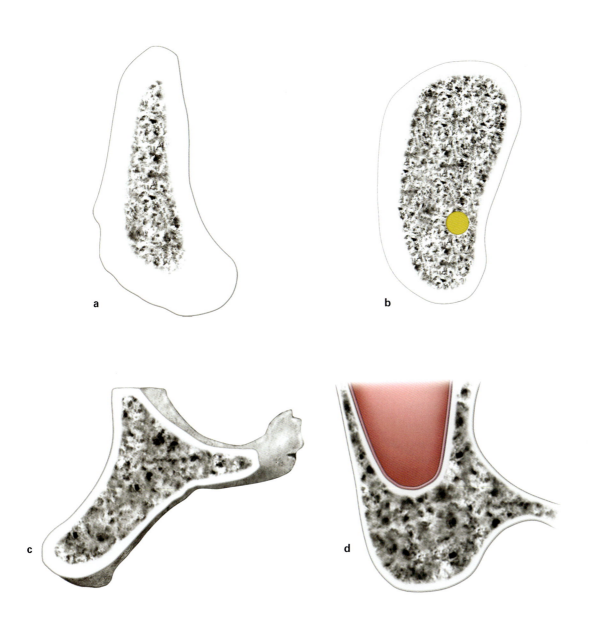

図7-1 　LekholmとZarbによる骨質分類：(a)D1，ほとんどすべての顎の骨が緻密骨により構成；(b)D2，厚い皮質骨の層が密な海綿骨を囲む；(c)D3，薄い皮質骨の層が疎な海綿骨を囲む；(d)D4，薄い皮質骨の層が非常に疎な海綿骨を囲む。D1は通常、下顎の前方。D2は下顎の後方。D3は上顎前方、D4は上顎後方；しかし、術者は骨密度に基づいて、インプラント埋入本数、治癒期間、その他の因子などを含む治療計画の立案前にCTを撮影し、必ず骨密度を測定する。

さまざまなタイプの骨密度での最適な初期固定達成

35〜45Ncmの最適トルクで初期固定をするには、インプラント埋入時の適切な手技が重要となる。より密な骨ほど、強い初期固定を達成しやすい。しかし、生理的耐性を超えて骨を圧迫しないインプラント埋入が大切となる。なぜなら、過度の圧迫により貧血、さらには壊死を招く可能性がある。インプラントの歯槽骨頂部位(たいてい密な皮質骨)は血液供給が非常に少なく、骨壊死にもっとも陥りやすい。臨床上、埋入時の圧のかけ過ぎによる骨壊死はインプラント埋入後最初の1ヵ月で生じる(図7-2)。過圧による骨壊死でインプラント脱落に至った部位の組織は、細菌感染による腐骨形成と亜急性の炎症組織を示す[5]。タッピングドリルやネジ切り用などの特別なドリルがこのようなタイプの骨密度では必要とされる。タッピングドリルの使用時、徐々にスレッドを形成することが重要となる。もし、術者が注意を怠れば、ドリルの出し入れ動作のしすぎやオーバードリリングにより、高密度の骨ではインプラントは初期固定が獲得できず緩くなる可能性もある。一方、骨密度が低ければ低トルクでのインプラント埋入となり、インプラント脱落の要因となる。

安定の悪いインプラントは治癒期間中に動揺が生じやすく、オッセオインテグレーションを妨げる。インプラントは以下の場合、埋入時初期固定が十分に得られず緩くなる:

・術者がオーバードリルした場合(過剰なドリルの出し入れ動作)
・デンスボーンドリルもしくは(ネジ切り用)タッピングドリルを軟らかい骨に使用した場合
・楕円形や不正確な埋入窩を形成した場合

7章 骨密度

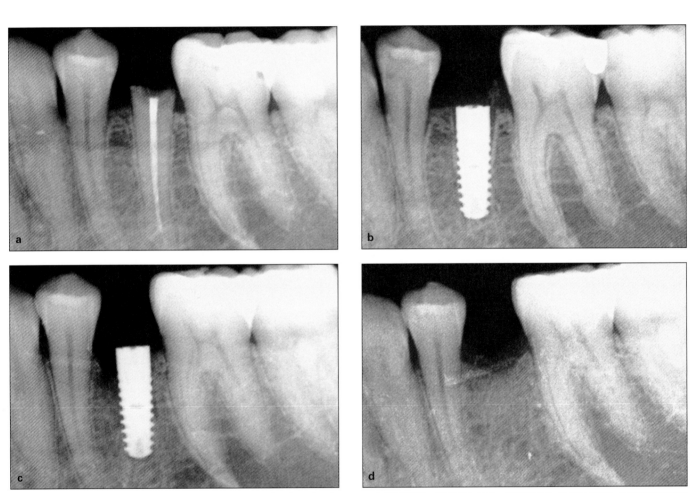

図7-2 抜歯後、インプラント埋入中の過圧により生じた骨壊死（aとb）。過圧をかけた領域周辺の骨吸収を示すX線写真（c）。患者は持続した不快感を訴えた。解決策としてインプラントと感染病巣を除去し、新しいインプラントの遅延埋入のため骨移植を行った（d）。

予防策：

- 最後の1、2回のドリリングは浅くする。
- ネジ切りドリル/タッピングドリルを使用しない。インプラント埋入窩形成は控えめに行う。たとえばD1タイプの骨では、すべてのドリルやネジ切り用ドリルを使用する。しかし、D2ではネジ切りドリルは必要ない。D3では強い初期固定を得るため、インプラントの直径より少し小径のドリリングを行う。D4ではドリルで骨を除去するよりも側方に骨を押しやるようにオステオトームを使用して、埋入窩を形成する。
- 埋入場所の骨を除去しないで側方へ骨を圧縮するオステオトーム使用（**図7-3**）[6-10]。

処置

初期固定のない緩いインプラントは除去して以下の処置を行う：

- 埋入部位に径の大きいインプラントが埋入できる場合は、より径の大きい、もしくは長いものを埋入する。
- 骨削に失敗した場合には、無歯顎、欠損部がロングスパンの症例では新しいインプラントを他の部位に埋入する。
- 埋入時に失敗した場合には骨削部へ骨移植を行い、3〜4ヵ月後に同じ部位にインプラント埋入を行う。

7章 骨密度

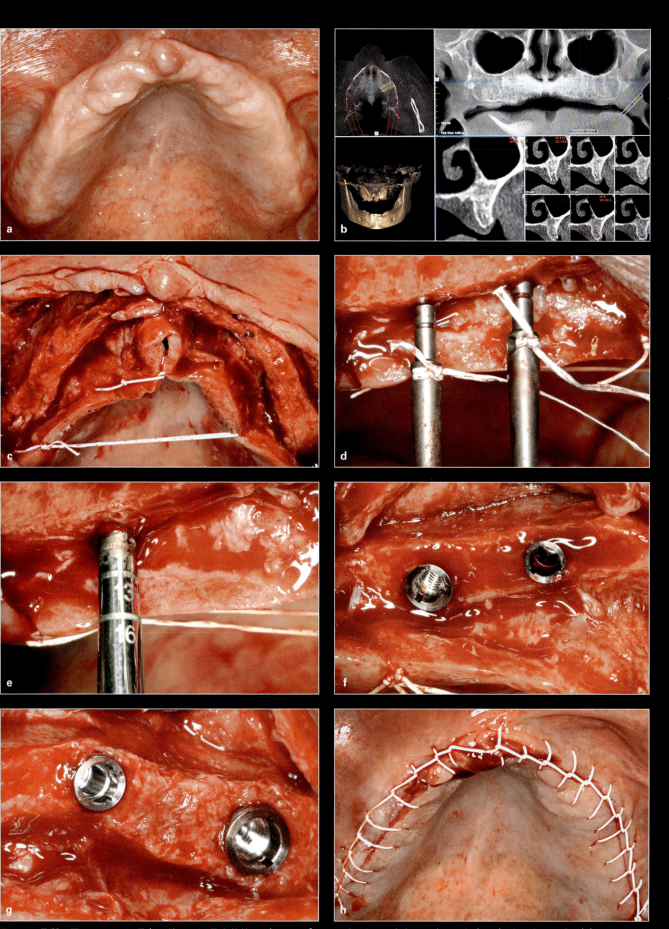

図7-3 骨質の悪いD4の上顎骨（HU値は上顎骨全体約100）にインプラント4本を埋入。臨床およびCT評価（aとb）。全層弁を形成し（c）、パイロットドリルで最初のドリリングを行う。平行ピンを立てパノラマX線写真撮影後（d）、オステオトームで側方に骨を圧縮して埋入窩を拡大（e）。そして、4本のインプラントを埋入し（fとg）全層弁を一次縫合し閉じ（h）、6ヵ月間治癒を待つ。

隣在歯/歯根

　インプラントを誤った位置もしくは角度で埋入すると、隣在歯と接触する可能性があり、隣在歯の抜歯につながる。インプラントが歯と過度に近接すると、歯は血液供給障害や骨形成時の周辺骨のオーバーヒーティングによる損傷を受け、不可逆的な歯髄へのダメージによる失活の原因となる場合もある[11-13]。この場合には、その歯は歯内療法、歯根端切除術や、抜歯にもなり、インプラント除去が必要となる可能性もある。

症状

　インプラント埋入時、歯に損傷を受けた患者はインプラント埋入直後もしくはその1ヵ月以降に強い疼痛、腫脹、発熱を訴える。歯が失活すると打診には弱くあるいは強く反応するが、熱や電気の歯髄診には反応せず、X線で、インプラント埋入による損傷後早期に根尖部に透過像を認める。

防止

　以下のガイドラインに従うことで、隣在歯の損傷を避けることができる:

- 術前にCTにより歯牙欠損領域のスペースについて注意深い診査を必要とする。インプラント外科医はCTにより歪みのない実寸の画像を入手でき、非常に正確な計測が可能となる。インプラントと隣在歯間は少なくとも 1 mmは距離をとることを推奨する。
- パイロットドリル後すぐに埋入窩に平行ピンを立てパノラマ撮影を強く推奨する。この時点で埋入窩の直径はまだ 2 mm以下で、埋入角度の調整が容易である。図7-4では上顎右側側切歯の傾斜した歯根を伴う症例で、パノラマX線評価でこのことが明らかにされた。平行ピンを立てたデンタルX線写真では右側のピンとこの歯根とが近接していたため、右側側切歯の損傷を避けるため右側には短いインプラントを選択した。
- インプラント予定部位のスペースが狭すぎる場合には、インプラント埋入前にスペース拡大のため歯や歯根の移動のために患者を矯正医に紹介する。
- 隣在歯がインプラント予定部位と近接する場合は、コンピュータで作製した正確な方向を示すサージカルガイドを骨形成時に使用する。

対処法

インプラント埋入時

　リンデマンバーなどのサイドカットドリルの使用により、パイロットドリル後の方向修正は容易となる。骨削範囲がパイロットドリルを大きく超えて、その方向が悪い場合には、インプラント埋入を中止して、骨削部へ骨移植を行い、後日のインプラント埋入を計画する。

インプラント埋入と歯髄損傷後

　歯内療法とともに抗生物質の全身投与を同時に行う。インプラントが損傷を与えた歯根を貫く場合は、インプラントを除去する。隣在歯への重度の損傷は、インプラントの運命を決定する。膿瘍形成時には、隣在歯に近接するインプラントのオッセオインテグレーションに影響を及ぼす場合もある。

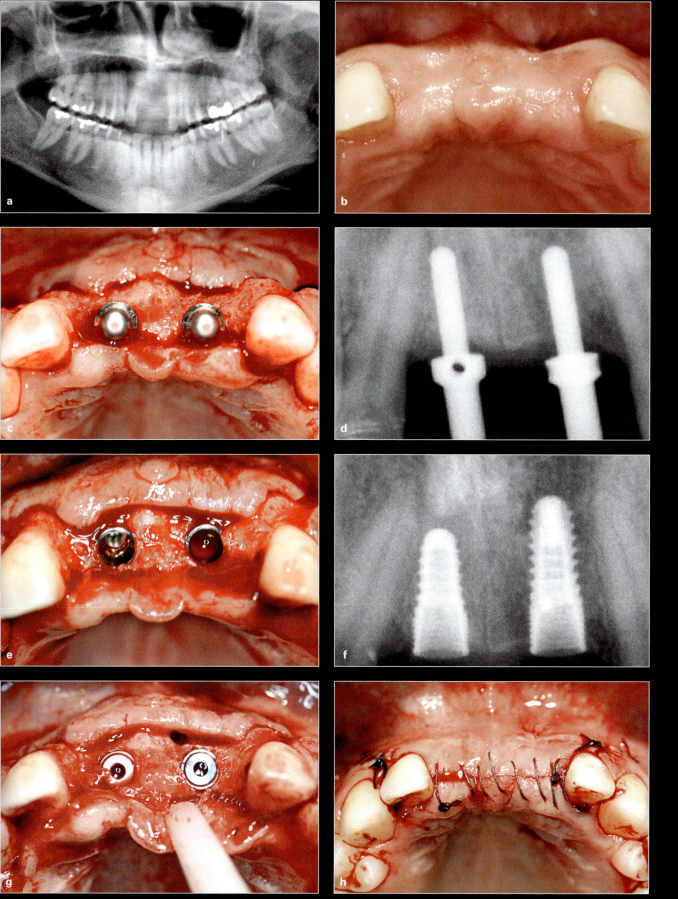

図7-4 上顎右側側切歯傾斜を伴う症例。(a)パノラマX線写真は傾斜根を示す。(bとc)フラップ形成。(d)平行ピンを立てて撮影したデンタルX線写真が右側のピンと根尖の近接を示す。右側側切歯の損傷を避けるため、右側では短いインプラント(DIOインプラントシステム)を選択した。(eとf)インプラント埋入。(gとh)2回法のためカバースクリューを装着し、切開部位を縫合した。

結論

　上顎にインプラントを計画する場合は、術者は以下の解剖学的指標から患者のCT画像を評価する：

・前歯部歯槽骨頂と中切歯に関連する切歯孔/管の位置
・口蓋のアーチの形（大口蓋動脈、大口蓋神経の位置に関する情報の入手）
・アンダーカット（唇側および頬側）
・（頂部の形態を含む）歯槽堤/骨の形態
・インプラント予定部位の隣在歯の傾斜
・インプラント予定部位の残根の可能性
・歯槽骨の全体的な骨密度と、特にインプラント予定部位の骨密度
・骨や神経管の病的状態
・1本あるいは複数本のインプラント予定部位の歯槽骨の状態（高径と幅径）
・インプラント埋入可能な上顎洞までの距離
・インプラント埋入可能な鼻腔底までの距離
・上顎洞における隔壁と軟組織病変の存在

　下顎にインプラントを計画する場合は、術者は以下の解剖学的指標から患者のCT画像を評価する：

・下歯槽神経の位置（歯槽頂からの距離、走行、直径）
・オトガイ孔/神経の位置
・骨内のオトガイ神経のループの存在および範囲
　（CTで明確に確認できなくても3mmのループは必ず存在する）
・下顎切歯管（長さと歯槽頂からの距離）
・存在しうるアンダーカット（唇側、頬側、下顎窩、二腹筋窩）
・歯槽堤/歯槽骨の形態（歯槽頂の形態を含む）
・副舌側孔（訳者注：6章184ページ「下顎副舌側孔」参照）とそれらの位置、歯槽頂からの距離
・インプラント予定部位の隣在歯の傾斜
・歯槽骨の全体的な骨密度と、特にインプラント予定部位の骨密度
・骨や神経管に存在する病変
・インプラント予定部位の残根の可能性
・インプラント予定部位の歯槽骨の寸法（高径と幅径）

　軟組織の解剖構造（舌神経、バイオタイプ、乳頭の形など）はCTで評価できない。しかし、これらの構造物はインプラント外科の最終的な成功にとって重要となる。

参考文献

1. Szmukler-Moncler S, Salama H, Reingewirtz Y, Dubruille JH. Timing of loading and effect of micromotion on bone-dental implant interface: Review of experimental literature. J Biomed Mater Res 1998;43:192–203.
2. Brunski JB. In vivo bone response to biomechanical loading at the bone/dental-implant interface. Adv Dent Res 1999;13:99–119.
3. Worle PS. Single tooth replacement in the esthetic zone with immediate provisionalization: 14 consecutive case reports. Pract Periodontics Aesthet Dent 1998;10:1107–1114.
4. Lekholm U, Zarb GA. Patient selection and preparation. In: Brånemark PI, Zarb G, Albrektsson T (eds). Tissue-Integrated Prostheses: Osseointegration in Clinical Dentistry. Chicago: Quintessence,1985:199–210.
5. Bashutski JD, D'Silva NJ, Wang HL. Implant compression necrosis: Current understanding and case report. J Periodontol 2009;80:700–704.
6. De Vico G, Bonino M, Spinelli D, Pozzi A, Barlattani A. Clinical indications, advantages and limits of the expansion-condensing osteotomes technique for the creation of implant bed. Oral Implantol (Rome) 2009;2:27–36.
7. Santagata M, Guariniello L, D'Amato S, Tozzi U, Rauso R, Tartaro G. Augmentation of atrophic posterior maxilla by short implants and osteotome technique. Stomatologija 2012;14:85–88.
8. Toffler M. Treating the atrophic posterior maxilla by combining short implants with minimally invasive osteotome procedures. Pract Proced Aesthet Dent 2006;18:301–308.
9. Davarpanah M, Martinez H, Tecucianu JF, Hage G, Lazzara R. The modified osteotome technique. Int J Periodontics Restorative Dent 2001;21:599–607.
10. Toffler M. Site development in the posterior maxilla using osteocompression and apical alveolar displacement. Compend Contin Educ Dent 2001;22:775–780,782,784.
11. Sussman HI. Tooth devitalization via implant placement: A case report. Periodontal Clin Investig 1998;20:22–24.
12. Kim SG. Implant-related damage to an adjacent tooth: A case report. Implant Dent 2000;9:278–280.
13. Margelos JT, Verdelis KG. Irreversible pulpal damage of teeth adjacent to recently placed osseointegrated implants. J Endod 1995;21:479–482.

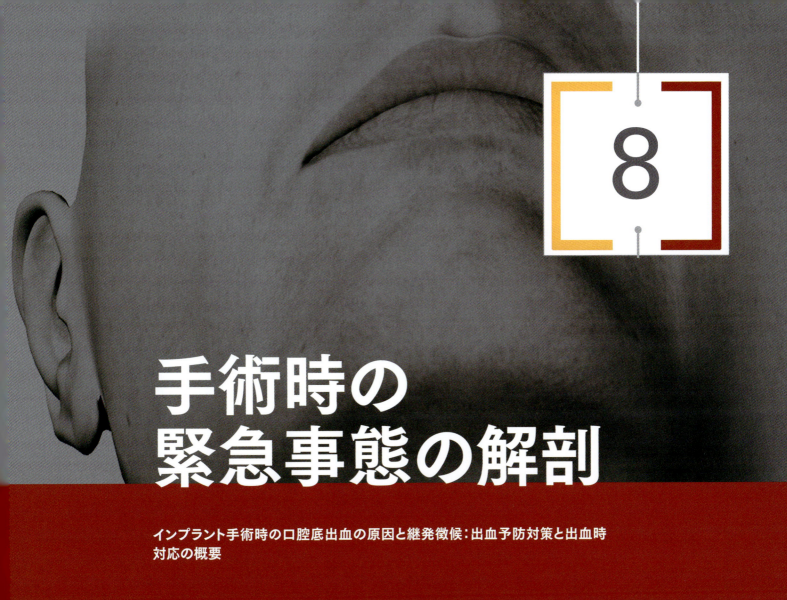

8

手術時の
緊急事態の解剖

インプラント手術時の口腔底出血の原因と継発徴候：出血予防対策と出血時対応の概要

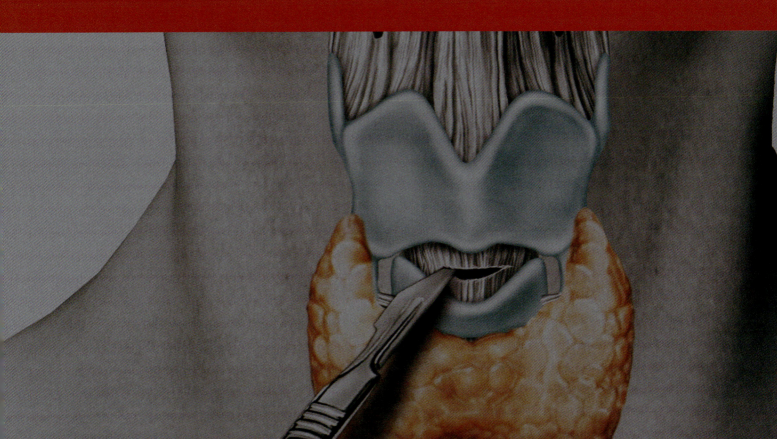

創部の出血

　過度な出血を避けるには患者の綿密な既往歴をとることから始める。下記の質問は既往歴に含める実例を示す。

・今までに出血に関する問題があったか？
・家族のなかに出血に関する問題があった者がいるか？
・高血圧症、非アルコール性の肝臓病があるか？
・血液凝固を阻害する薬（アスピリン、抗凝固薬、広域スペクトラムの抗菌薬、アルコール、抗がん剤）を服用しているか？

　上記の質問にひとつでも該当する場合は、術前1～2日休薬する。また主治医に相談してプロトロンビンテストを行う。
　術中は下記の手技が出血を抑えるのに有効である。

・骨頂には小動脈があるため、骨頂への切開は骨頂中央にする。
・剥離切開は歯肉歯槽粘膜を越えない。
・出血は主に骨膜層から起きるのでフラップは全層弁にする。
・フラップの角が裂開するとさらなる出血を起こすため、それを避けるため切開を十分に大きくする（図8-1）。

8章 創部の出血

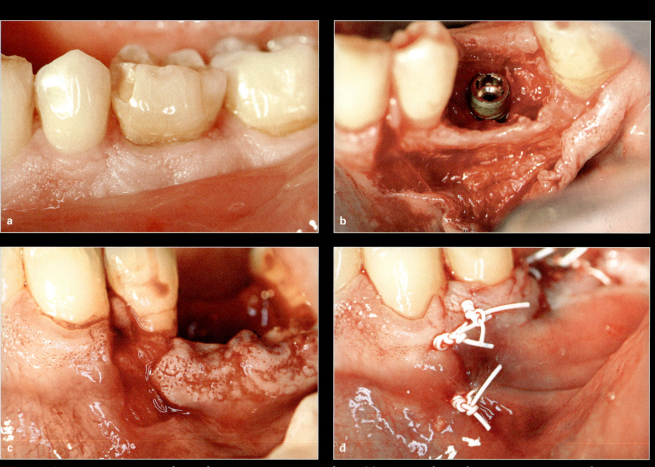

図8-1 不十分な大きさのエンベロープフラップのため裂開したエンベロープ切開。(a)エンベロープフラップにて第一大臼歯抜歯、インプラント即時埋入を行った。(b, c)エンベロープフラップが不適切で近心のフラップの角が裂開。(d)出血のコントロールのため裂開した部位を縫合。

出血部位

口腔部位の出血源は軟組織、骨、血管の3つある。

軟組織の出血

軟組織（フラップ）からの出血のほとんどは生命を脅かすものではないが、可及的に避ける。多くの場合、出血部位の軟組織を5分圧迫することで出血はコントロールできる（図8-2）。少量の出血は電気メスで凝血、もしくは止血鉗子で把持し縫合する。図8-3は埋没部位からの小出血に対する結紮止血の方法を示す。

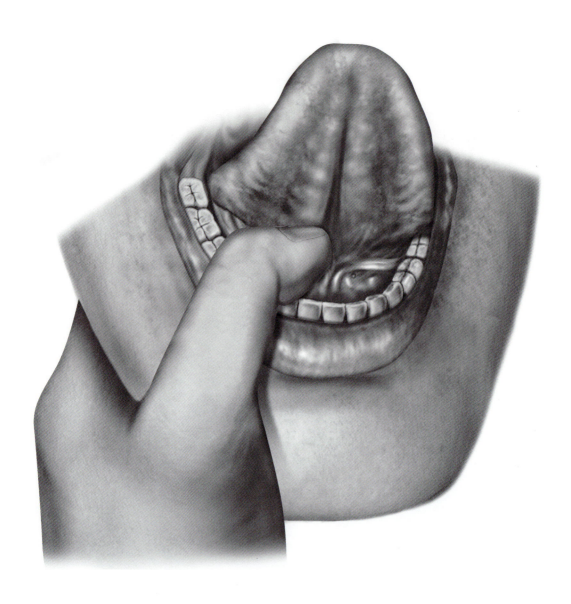

図8-2　口腔内外科処置中の軟組織からの小出血は、5分間の直接圧迫で完全な出血コントロールができる。

8章 創部の出血

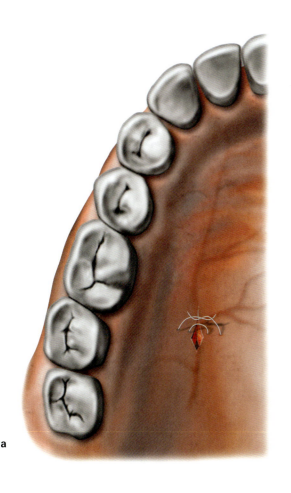
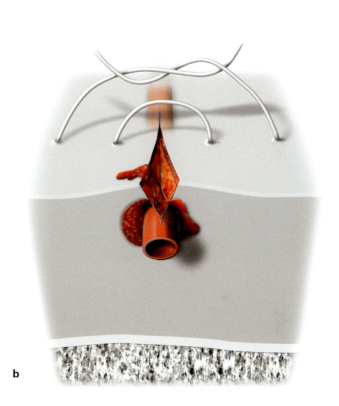

図8-3 （aとb）埋没部位の少量の出血コントロールに推奨されるテクニック。先細りの針により、盲目的に血管下を通して縫合する。刺入点は血管から約6mmの位置に設定し、血管から約2mm離した位置に出す。次の刺入点を血管から約2mm離して2針目を入れる。この2針目を血管から約6mm離した位置に出し、張力は遊離端にかかり出血源を圧迫する。

骨からの出血

　口腔内の骨からの異常出血は、抜歯中の抜歯窩、フラップ翻転中の骨面血管、あるいはインプラント埋入中の下歯槽動脈から生じる。抜歯窩からの過度な出血コントロールは、Gelfoam（吸収性ゼラチン、Pfizer）、Surgicel（酸化セルロース、Ethicon）、局所用トロンビン（ウシ骨由来）、Avitene（微線維性コラーゲン、Davol）、OraPlug（高架橋型コラーゲン、Salvin）などの材料の使用により容易となる。骨面の小動脈からの過度な出血のコントロールにはボーンワックスの使用、またはアマルガムバニッシャーや、骨膜剥離子の尖端で出血孔近辺の骨を押しつぶすことで容易になる。これらのケースでは電気メスも有効となる。

　下歯槽動脈からの出血は、インプラントを埋入すれば通常止血は十分となる。もしインプラントの予定がないのであれば抜歯窩にヨードホルムガーゼを挿入し、ガーゼで圧迫する。出血がコントロールできたら、ヨードホルムガーゼの上の軟組織を縫合し、フラップで圧迫できる。ガーゼ圧迫により、フラップを圧迫し続けるよう患者教育を行う。5〜7日後にヨードホルムガーゼを除去する。

主要血管からの出血

　5章の解説のように、口腔底は血流豊富な部位であり、下顎へのインプラント埋入時は特に注意が必要となる。器具やドリルで舌側板を穿孔すると動脈を損傷する可能性がある。こうした場合には損傷直後から、もしくはやや遅れて出血する。舌側、舌下、顎下、オトガイ下に次第に広がった血腫は、舌や口腔底を圧迫し、気道閉塞の傾向を示す（図8-4）。これらはきわめて稀だが、インプラント手術に潜在的に存在する致命的な偶発症である。これを避けるために、術者には血管解剖の詳細な知識が必須となる。

8章　創部の出血

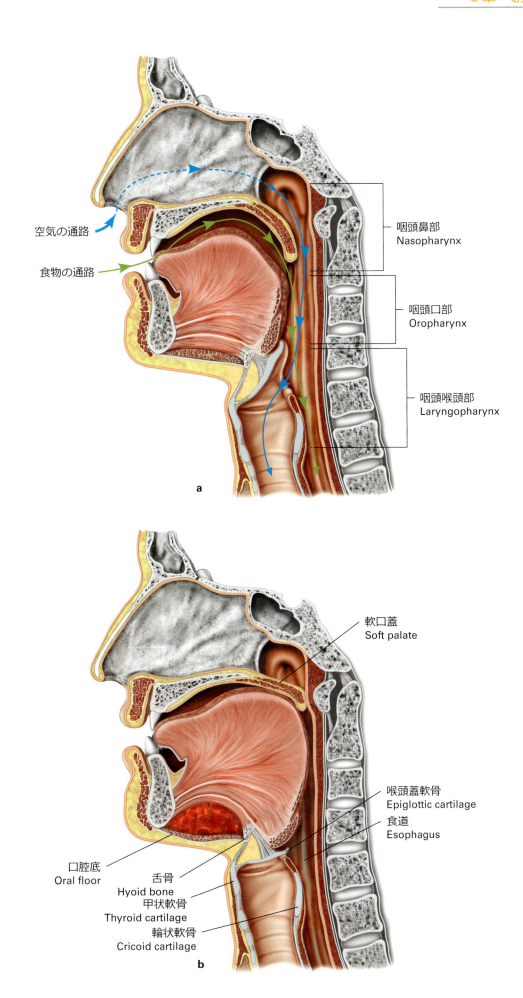

図8-4　(a)口腔と鼻腔を通る空気の通路。(b)口腔底の大量出血により舌の転位が生じ、結果的に気道閉塞が生じる。

口腔底の出血

原因

フラップ剥離中、フラップ処置中、あるいは深部の筋層に達する手術中の大出血が報告されているが、通常口腔底の動脈の損傷は回転器具による舌側板の損傷で生じる[1]。出血徴候は、多くの場合手術中にわかるが、外科処置後早期や4〜6時間遅れるとも報告されている[2,3]。

症状

症状は腫脹、口腔底や舌の挙上、呼吸困難、広範な舌下、顎下、オトガイ下部の広範な血腫の形成、嚥下困難、大量のあるいは拍動性の口腔内出血などを含む。

対処法

気道確保

十分な気道の確保と維持を最優先すべきである。インプラント手術では気道閉塞の可能性に備えなければならない。気道閉塞の兆候には、頻呼吸、呼吸困難、嗄声、チアノーゼ、流涎がある。しかし、気道閉塞が重篤になるまで症状がでないこともある。

持続する口腔出血は咽頭内腔を機械的に圧迫し、深刻な問題となる気道閉塞を起こす。大きな血腫によって気管内挿管が困難な場合は、経鼻や経口もしくは、緊急気管切開や輪状甲状靱帯切開によって気道確保が可能である。Manual tongue decompressionや用手的挿管が舌の出血性腫脹に有効となるとの報告もある[4]。

出血管理

止血薬使用、指による圧迫止血、焼灼などの出血コントロールの使用が報告されている。組織内圧が出血圧を超えると最終的には止血する。このため血腫のドレナージは、隣接する軟組織の圧迫を弱め、逆効果になることもある。出血の自然消退に関する報告は少ない。従来の方法で効果が得られないときは、口腔内外の血腫除去や、出血している動脈結紮を必要とする。

口腔底の動脈損傷の防止

下記のガイドラインは口腔底の動脈損傷を防止するうえで重要となる。

- インプラント手術では患者の詳細な既往歴を把握。
- インプラント手術では顎下、頚部の動脈に関する解剖を熟知（**図8-5**から**図8-7**）。
- すべての手順に危険因子がある。通常の手技でさえ最大の注意を払って行う。単純なインプラント手技でさえも重大な問題の引き金となりうる[5]。
- インプラント手術では骨に応じた適切な径、長さのインプラントを選択する。インプラントの埋入角度にも注意する。
- インプラント手術は適切なプロトコールに厳格に従う。

8章　口腔底の出血

- 十分な訓練はインプラント成功に不可欠となる。インプラントトレーニングコースの内容には、局所の解剖、基礎科学の徹底したレビューとともに、緊急時の対応を盛り込む。
- インプラント手術室には緊急時対応ができるよう、ラリンジアルマスクやGuedelエアウェイのような気道確保のできる器具を用意する。
- 顎下窩と舌側の副孔を含む下顎骨の舌側は、徹底的に評価する。
- 下顎舌側表面の指による触診は、下顎の前後の著明な陥凹の検出に役立ち、CTの使用を強く推奨する。
- 動脈損傷後の潜伏期があり、数時間後に血腫ができる可能性があることを確認し[6]、下顎前歯部のインプラント埋入後は十分な時間、患者をモニターすることが大切となる。
- 血腫の徴候に注意する患者教育を行い、術者はこの徴候が生じたときにすぐに対処できるように準備する[7]。
- インプラント治療は待機的な治療の選択肢であるため、神経血管損傷のリスクの高い部位は避ける。

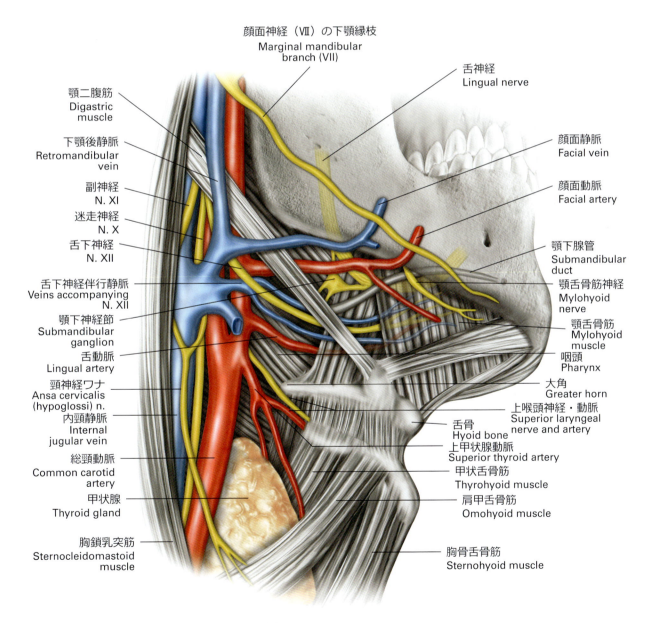

図8-5　顎下腺を除いた頸動脈三角と顎下腺窩。N：cranial nerve；n：nerve。

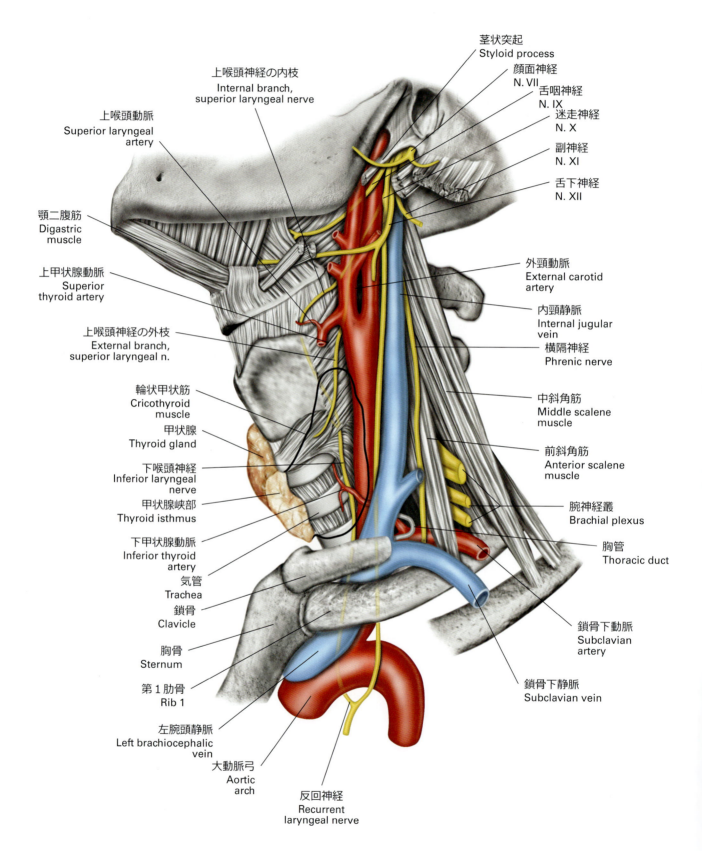

図8-6 頸部の側方面観。甲状腺、喉頭、気管、動脈、神経。N：cranial nerve；n：nerve。

8章 口腔底の出血

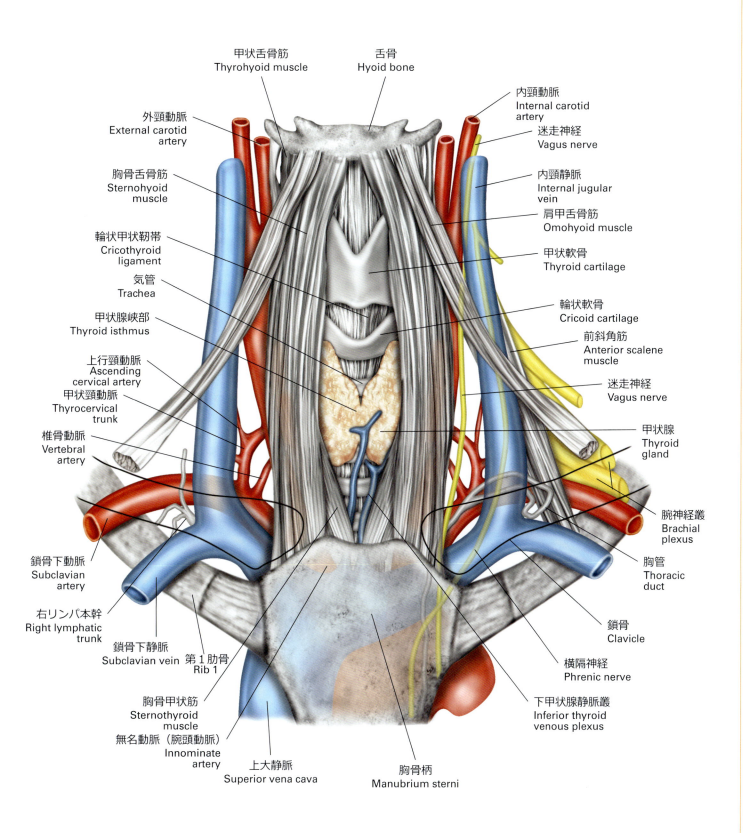

図8-7　頸部の前方面観。甲状腺、血管、神経。

225

口腔底出血への対応プロトコール

1. 口腔底腫脹の兆候がある場合は911(訳者注:救急)に電話。
2. 両手母指で舌を下方に押し、気道を確保する。
3. 問題を患者に落ち着いて説明する。
4. ラリンジアルマスク、Guedelエアウェイのような緊急気道確保の器具を挿入する。
5. 舌を牽引して舌動脈を舌骨により圧迫することで、舌動脈とその分枝からの出血は減少する(図8-8)。
6. 顔面動脈を損傷した場合、ステップ5では止血しないようなときは、第四頸椎のレベルで総頸動脈を圧迫し止血補助をする(図8-9)。(血腫を開放するための口腔底切開は避ける。インプラント除去は有効でない。)
7. 上記の処置後も血腫が拡大し呼吸困難になった場合は、軟らかい経鼻気道チューブを入れる。もしくは緊急気管切開、輪状甲状靱帯切開を必要とする(次項参照)。
8. 患者をモニタリングのため近院へ搬送する。一度出血が収まれば、結紮、電気焼灼もしくは血餅形成で止血させることが可能となる。

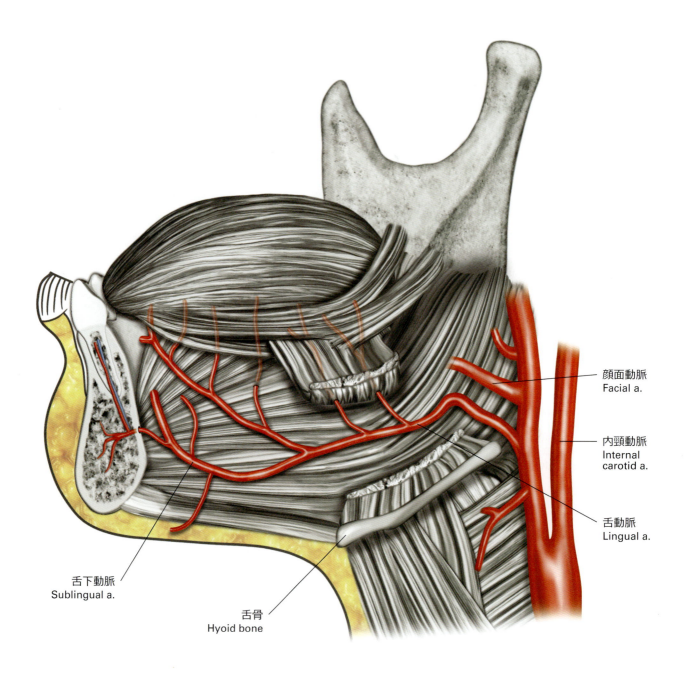

図8-8 舌動脈と舌骨の関係。a:artery。

8章　口腔底の出血

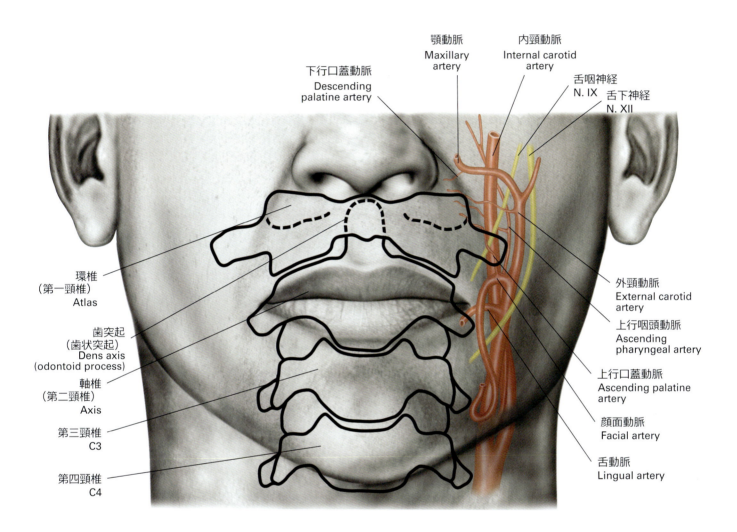

図8-9　顔面領域の上から4つの頸椎の投影図。上の2つの頸椎は開口したときの口腔の位置にあたる。閉口時は第二頸椎の椎体が口唇と同じ高さで、第一頸椎は上唇と一致する。（外頸動脈と内頸動脈に分かれる際の）総頸動脈の高さは第四頸椎と一致する。N：cranial nerve。

輪状甲状靱帯切開

手順

1. 患者を仰臥位にする。肩の下に布や枕を入れて頸部を安定させる。首を伸ばして可能であればポビドンヨード液含浸綿棒で消毒する。

2. 利き腕と逆の手の母指と中指で甲状軟骨をつかみ喉頭を安定させる。喉頭隆起のすぐ下、甲状軟骨の上方にある、輪状甲状靱帯の皮膚のくぼみを人差し指で触診する（図8-11）。

3. No.15メスで輪状甲状靱帯上の皮膚と皮下組織に3cmの垂直な切開を入れる。

4. 輪状甲状靱帯を示指で触知する。

5. 輪状甲状靱帯の下方を通るよう、点を突くようにして切開を入れる（図8-12）。

6. Trousseau気管拡張器を気管に入れ、ブレードを広げて垂直方向に開口部を拡げる。拡張器を深く入れすぎないように注意する。

7. 気管内チューブを気管に入れる。チューブをTrousseau気管拡張器と平行方向に進め、Trousseau気管拡張器をコントロールしながら、チューブをさらに進める。どちらも90°回転させてTrousseau気管拡張器を抜去する。気管内チューブは患者の首にdevice restの縁が接触するまで入れる。

8. オブチュレーターを除去する。

9. 空気でカフを膨らませる。

10. テープで気管内チューブを確保する。

11. 蘇生バッグまたは換気サーキットで患者に空気を送り始める。

8章　輪状甲状靱帯切開

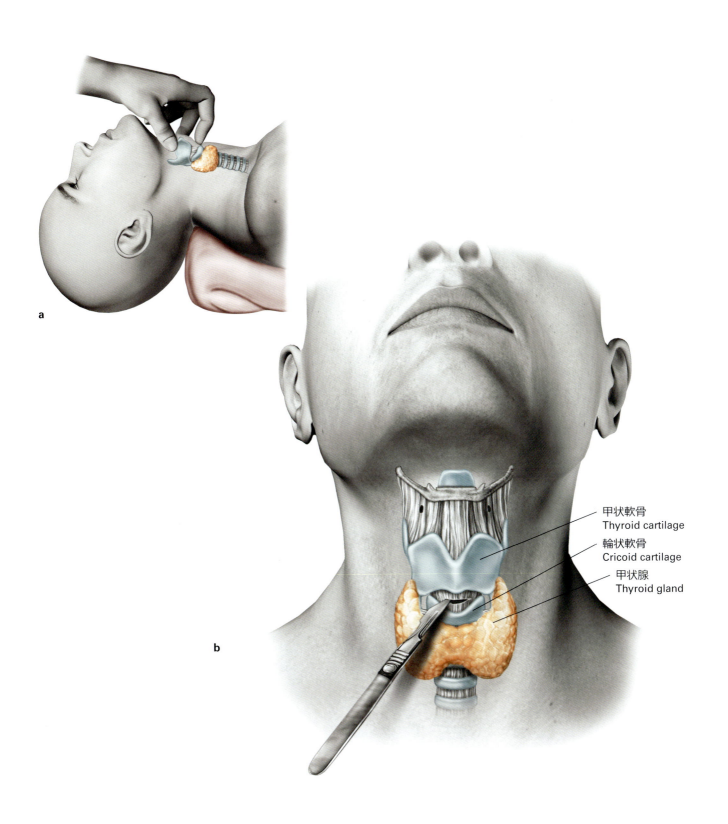

甲状軟骨
Thyroid cartilage

輪状軟骨
Cricoid cartilage

甲状腺
Thyroid gland

図8-10　(a)利き手と逆の手による輪状甲状靱帯切開のための患者の適切なポジショニングと喉頭を安定化させる手順。輪状甲状靱帯は甲状軟骨、輪状軟骨の間を触診して確認する。(b)輪状甲状靱帯の下方の適切な位置と水平切開。メスで輪状甲状靱帯を開放する。器具を回転させ開放部を拡大し、ゴム製の管を挿入して開放を維持する。

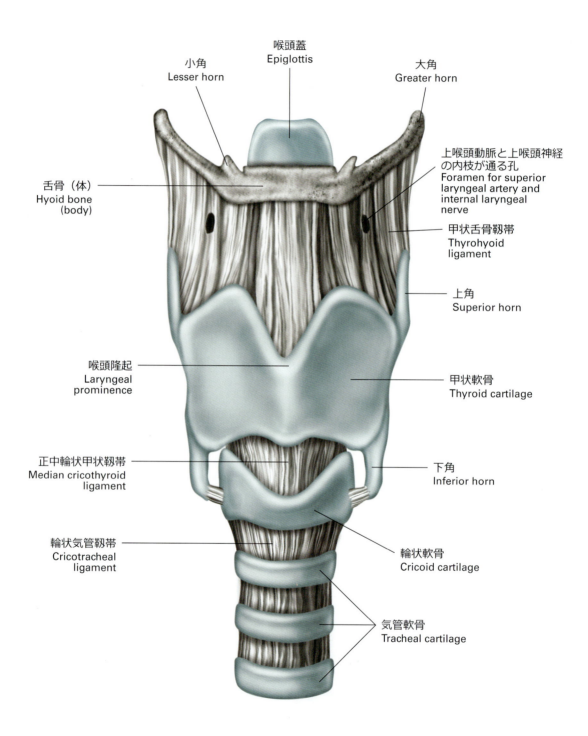

図8-11 甲状軟骨、輪状軟骨、気管軟骨の前方面観。

8章　輪状甲状靱帯切開

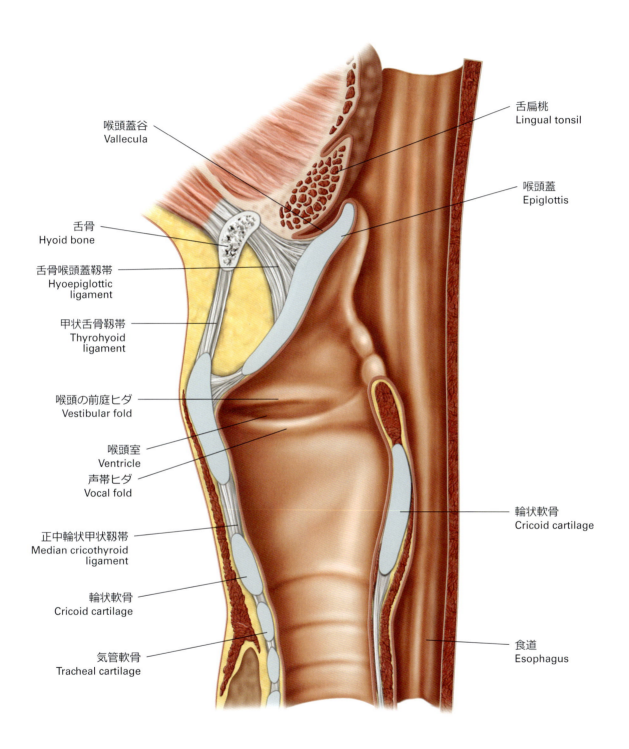

図8-12　喉頭の側面（正中矢状面）。空気は喉頭蓋、披裂喉頭蓋ヒダでできる喉頭部の入り口を通じて入る。

231

参考文献

1. Del Castillo-Pardo de Vera JL, López-Arcas Calleja JM, Burgueño-García M. Hematoma of the floor of the mouth and airway obstruction during mandibular dental implant placement: A case report. Oral Maxillofac Surg 2008;12:223–226.
2. Kalpidis CD, Setayesh RM. Hemorrhaging associated with endosseous implant placement in the anterior mandible: A review of the literature. J Periodontol 2004;75:631–645.
3. Dubois L, de Lange J, Baas E, Van Ingen J. Excessive bleeding in the floor of the mouth after endosseous implant placement: A report of two cases. Int J Oral Maxillofac Surg 2010;39:412–415.
4. Piper SN, Maleck WH, Kumle B, Deschner E, Boldt J. Massive postoperative swelling of the tongue: Manual decompression and tactile intubation as a life-saving measure. Resuscitation 2000;43:217–220.
5. Felisati G, Saibene AM, Di Pasquale D, Borloni R. How the simplest dental implant procedure can trigger an extremely serious complication. BMJ Case Rep 2012 Nov 28.
6. Ten Bruggenkate CM, Krenkeler G, Kraaijenhagen HA, Foitzik C, Oosterbeek HS. Hemorrhage of the floor of the mouth resulting from lingual perforation during implant placement: A clinical report. Int J Oral Maxillofacial Implants 1993;8:329–334.
7. Ferneini E, Gady J, Lieblich SE. Floor of the mouth hematoma after posterior mandibular implants placement: A case report. J Oral Maxillofac Surg 2009;67:1552–1554.

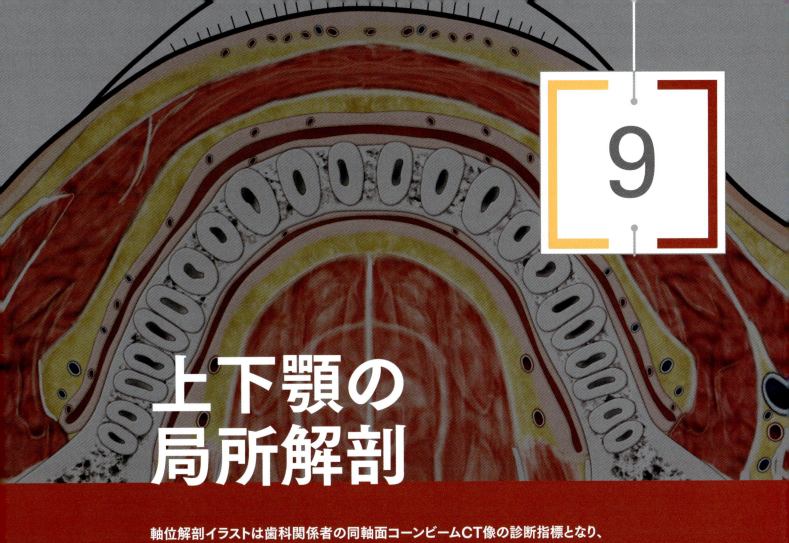

[9]

上下顎の局所解剖

軸位解剖イラストは歯科関係者の同軸面コーンビームCT像の診断指標となり、上下顎構造理解の一助となる

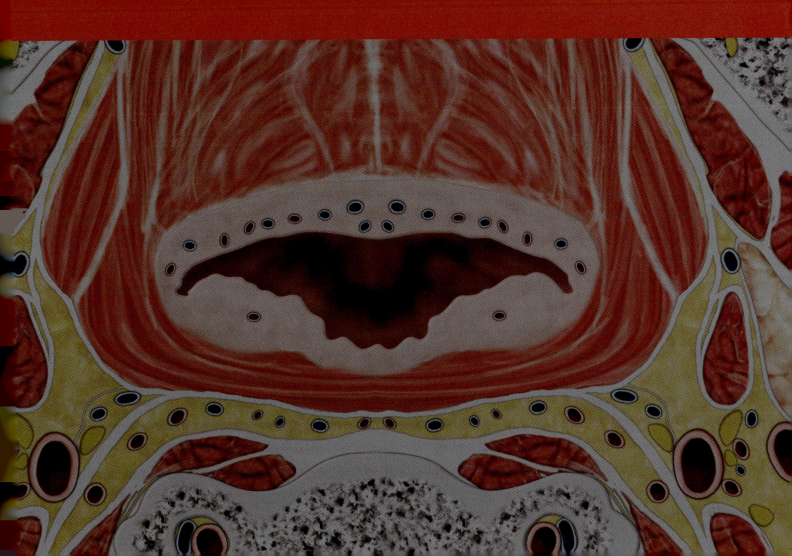

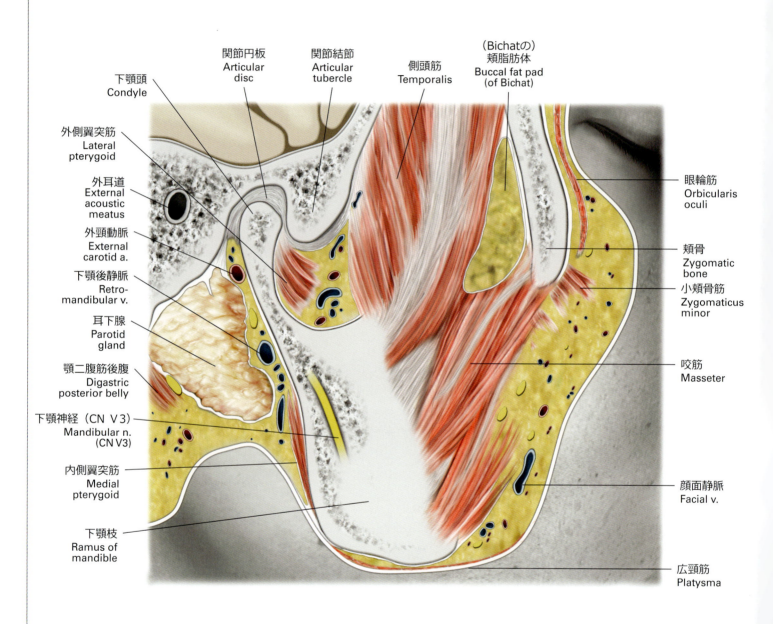

図9-1　右側顎関節部の矢状面。v：vine；n：nerve；a：artery。

9章 上下顎の局所解剖

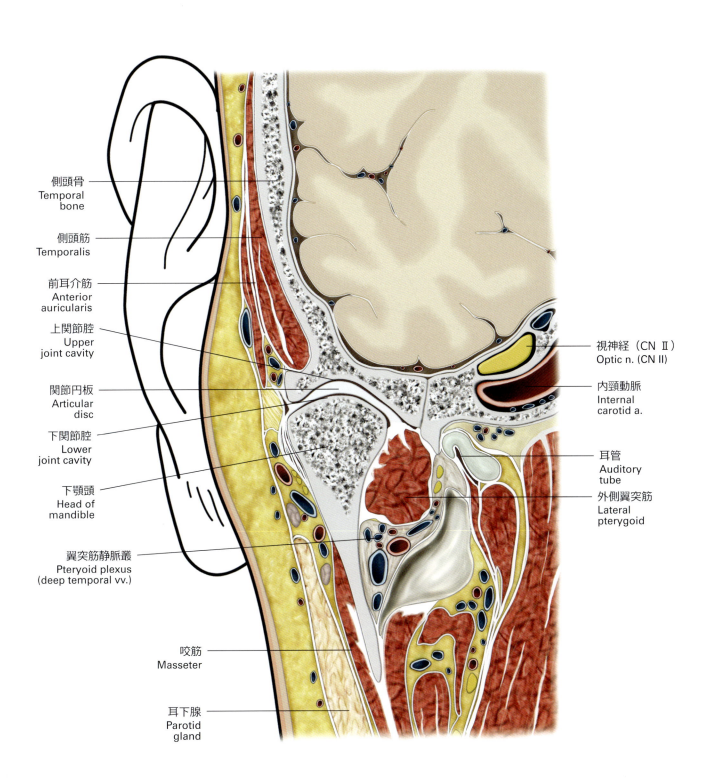

図9-2 右側顎関節の正面観。n：nerve；a：artery；vv：veins。

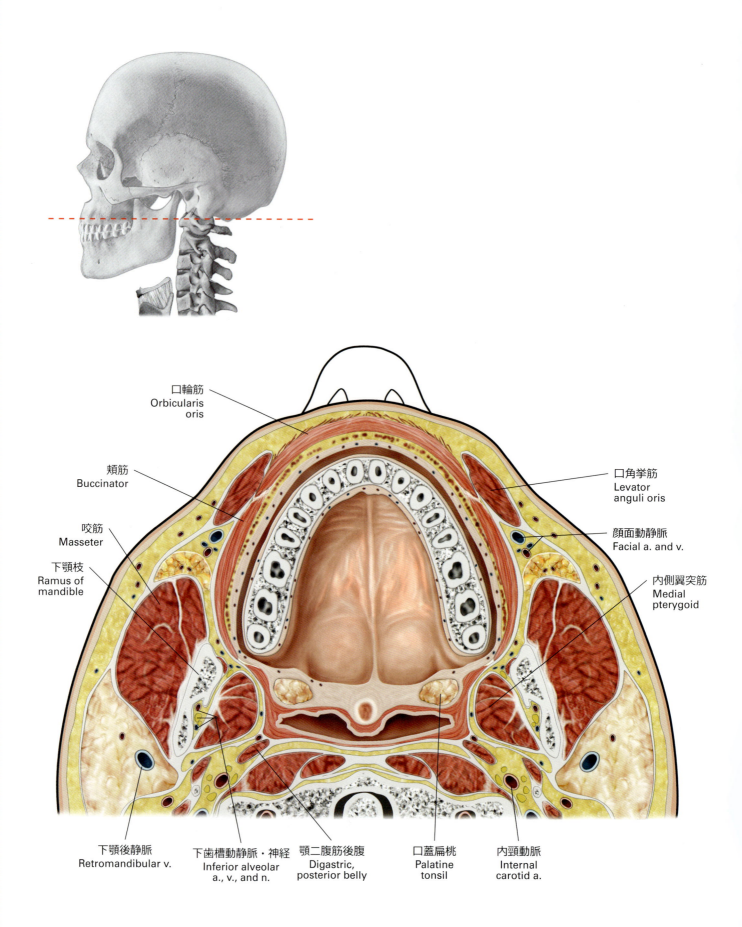

図9-3 上顎の歯根、第一頸椎（環椎）レベルの口腔の水平断。a：artery；v：vein；n：nerve。

9章 上下顎の局所解剖

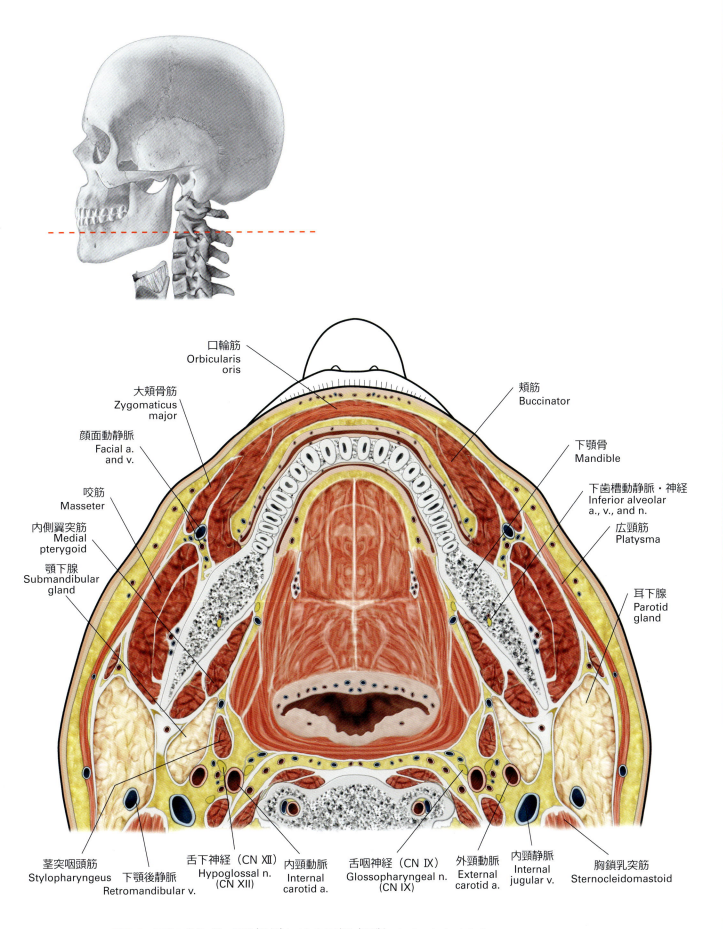

図9-4 下顎の歯根、第二頸椎（軸椎）レベルの口腔の水平断。a：artery；v：vein；n：nerve。

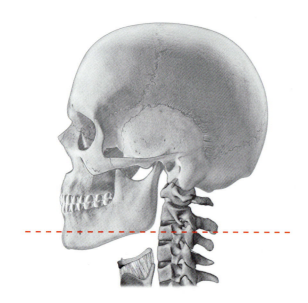
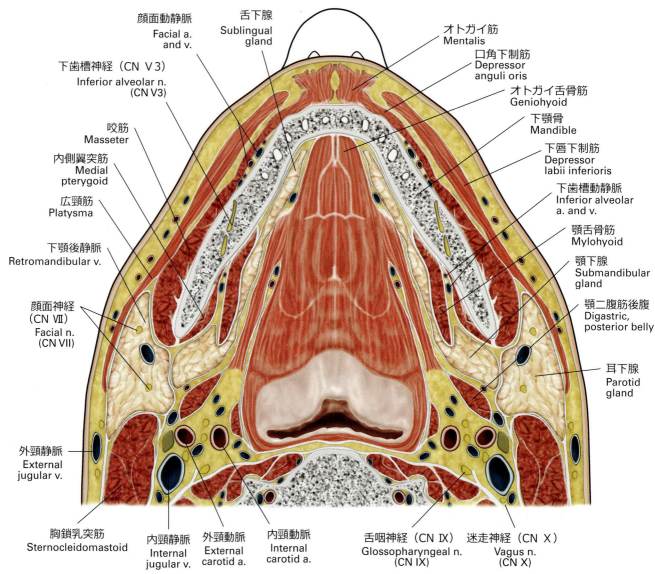

図9-5 下顎の歯根、第三頸椎レベルの口腔の水平断。a：artery；v：vein；n：nerve。

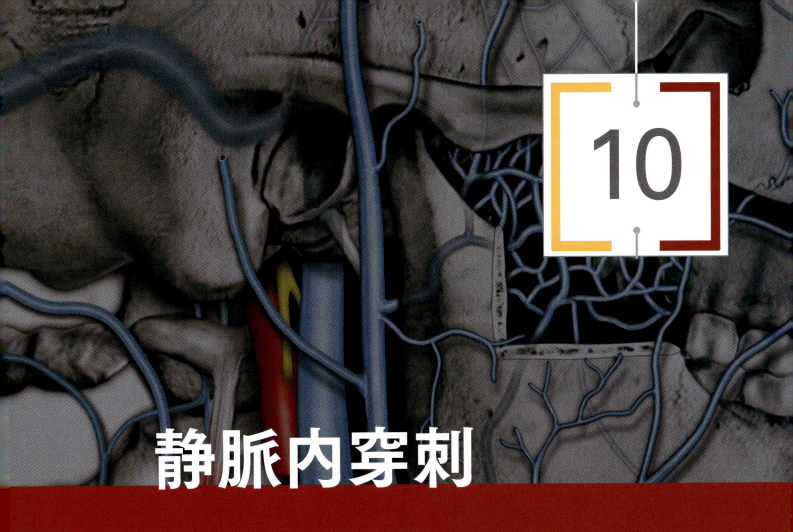

10

静脈内穿刺

PRP作製に必要な静脈血採取時に術者が留意すべき上肢脈管解剖の解説

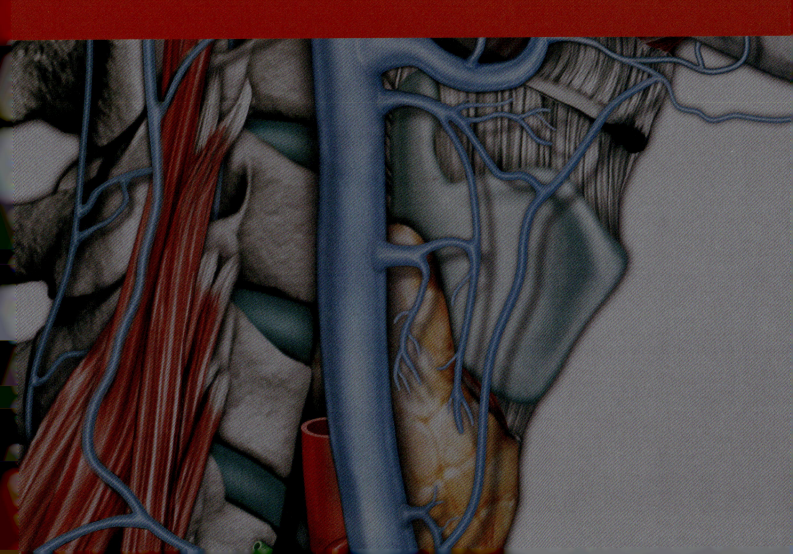

全身循環の解剖

　心臓はすべての血液を1つの動脈、すなわち大動脈に押し出すが、上大静脈、下大静脈の2つの静脈で戻ってくる。大静脈は脱酸素化血液を肺に押し出すために右心に運ぶ。ほとんどの静脈は脱酸素化血液を運搬し、さまざまな臓器や組織から心臓へと戻す。

　例外が2つある：

1. 肺静脈は酸素化血液を肺から左心へ運ぶ。
2. 門脈は栄養に富んだ血液を腸から肝臓に運ぶ。

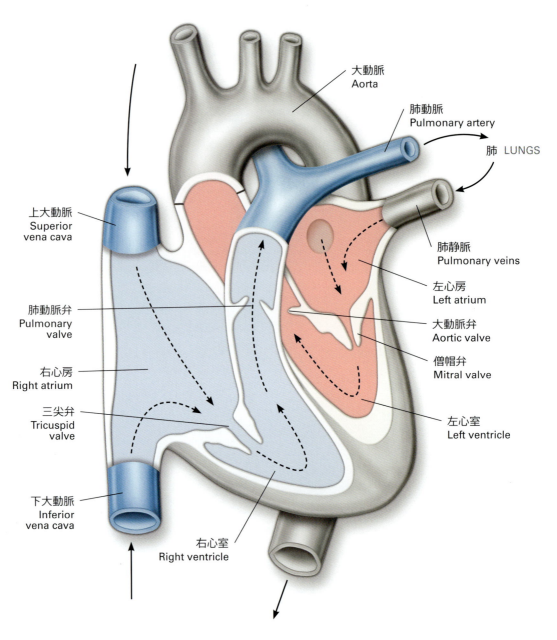

図10-1　心臓の循環。

10章　全身循環の解剖

下記は上大静脈の主な支流である。

- 左右の腕頭静脈。それぞれが内頸静脈、鎖骨下静脈から形成される。
- 奇静脈。上大静脈に入り、肋間、気管支、食道、横隔、小分節した静脈から血液を集める。

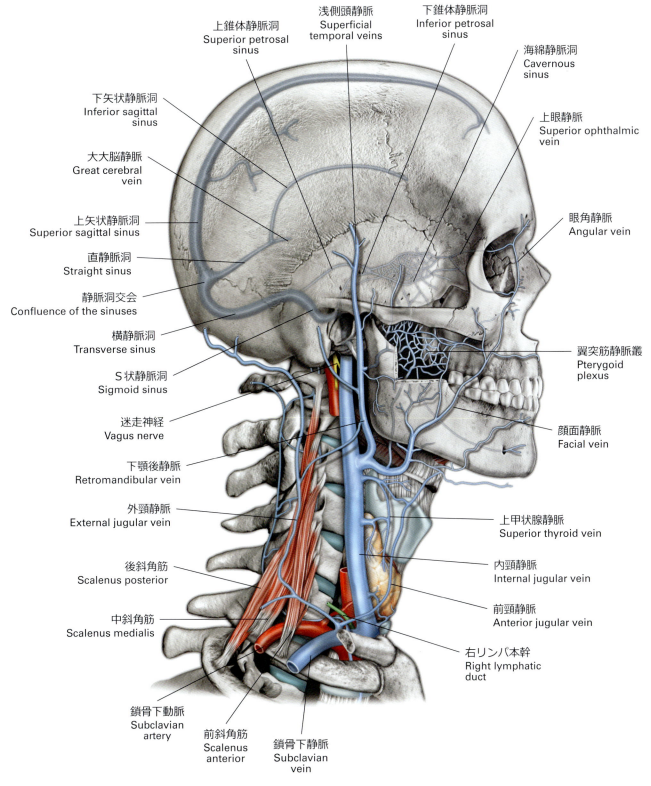

図10-2　頭部、頸部の静脈。

下記は下大静脈の主な分枝である（図10-3）。

- 2本の肝静脈（肝臓の両側から血液が排出される；多くの血液は門脈系を通り消化管から肝臓へ流れる）
- 左右腎静脈
- 右生殖腺（精巣・卵巣）静脈（左生殖腺静脈は左腎静脈に流れる）
- 左右総腸骨静脈

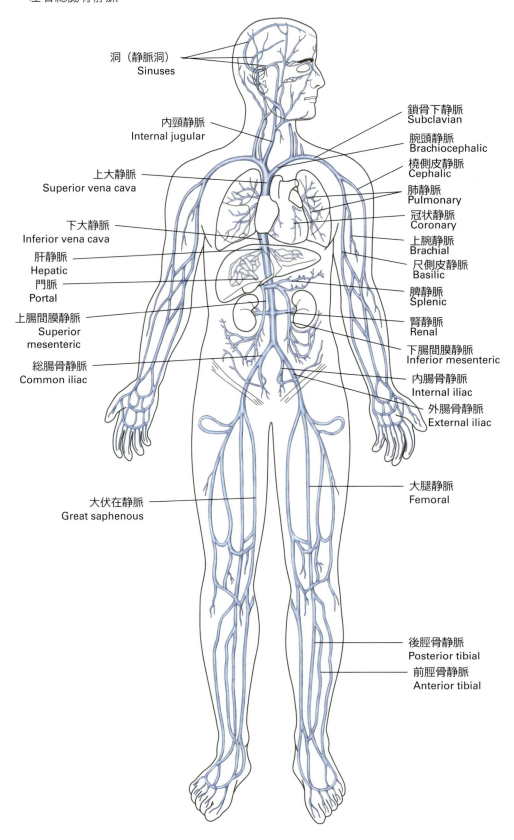

図10-3　下大静脈の主な支流。

上肢の動静脈

上肢の動脈

右上肢への血流は大動脈弓から出発し、腕頭動脈（無名動脈）を通る。腕頭動脈は右総頸動脈、右鎖骨下動脈に分枝する。右鎖骨下動脈は上肢に血流を運び、左総頸動脈は大動脈から直接分枝する（図10-4）。この部位より先に進むと、両側の動脈は左右対称となる。第一肋骨の外側縁では鎖骨下動脈が横に曲がり腋窩動脈に入る。腋窩動脈は腋窩を離れて上腕動脈となる。肘前窩の1インチ（＝2.54cm）下方で、（外側の）橈骨動脈、（内側の）尺骨動脈の二股に分かれ、手掌側で動脈弓として終わる。手首の腹面の橈骨動脈はかなり表層にあり、この部位は拍動やガス分析のための動脈血採取に使用される。

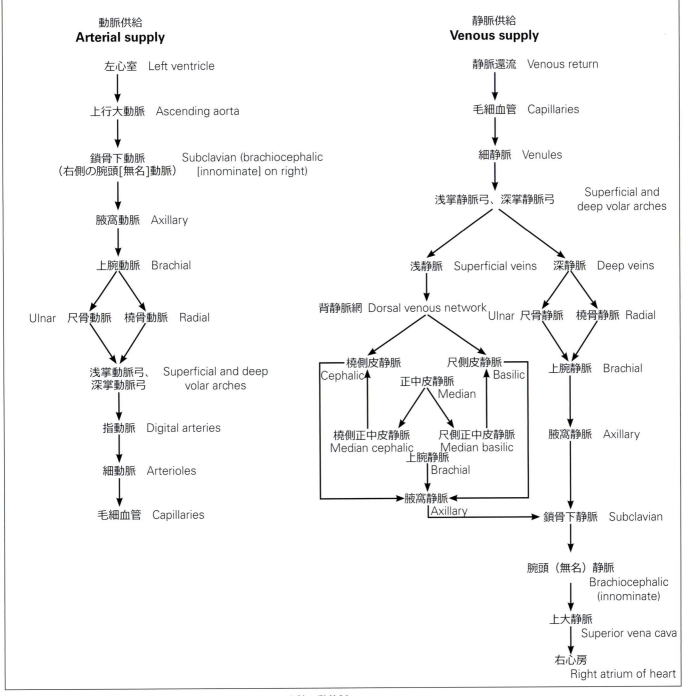

図10-4　上肢の動静脈。

上肢の静脈

上肢の静脈は筋膜内で動脈に伴走する深部静脈と、筋膜の外側を走行する浅静脈に分かれる。指や手掌からの血液は手背静脈網に入る。橈側皮静脈（外側）、尺側皮静脈（内側）はこの静脈網から起こり、前腕正中皮静脈まで上行する。橈側皮静脈は外側を走行し腋窩静脈に注ぐ。腋窩静脈は直接尺側皮静脈が合流し、上大静脈に入る前に鎖骨下静脈へと続く。静脈穿刺に一般的に使用される肘正中皮静脈は肘前窩の上を走行し、橈側皮静脈、尺側皮静脈が吻合する。

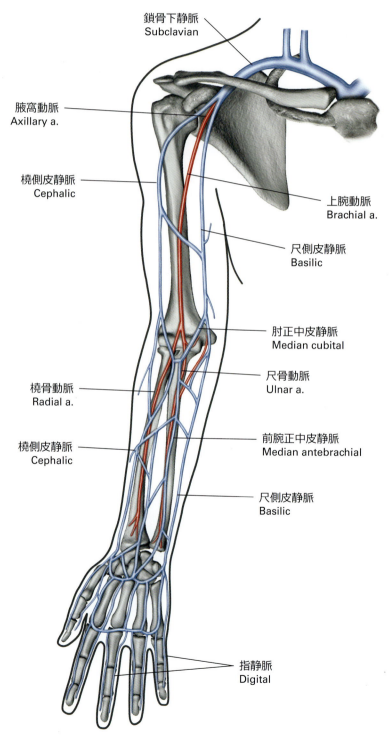

図10-5　上肢の静脈。a：artery。

10章　上肢の動静脈

臨床的意義

肘前窩内で上腕動脈は一般に正中より内側、肘前窩でもっとも目立つ血管である尺側正中皮静脈の下方にある。

血管壁

動静脈は3層の壁をもつ（図10-6）。

1. 内層（内膜）。単層扁平上皮で構成された結合組織層と、エラスチンと呼ばれる弾性線維。
2. 中間層（中膜）。平滑筋で構成。
3. 外層（外膜）。主に結合組織で構成。

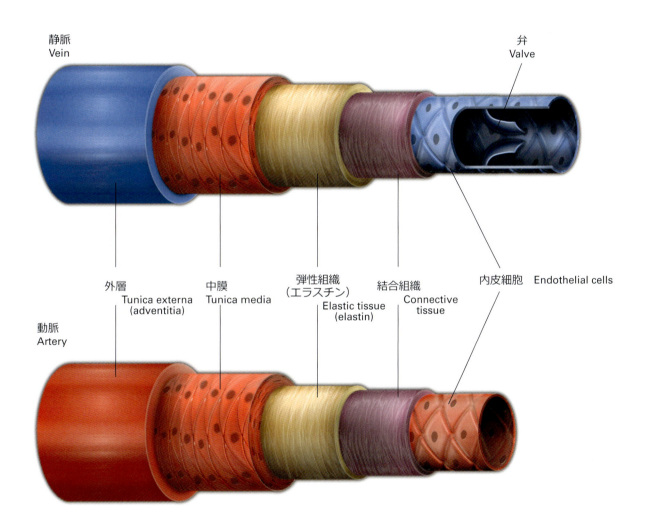

図10-6　血管壁の構造。

静脈穿刺の主要な静脈

- 肘前窩
  橈側皮静脈
  尺側皮静脈
  正中皮静脈（一番大きく静脈穿刺にもっとも一般的な尺側正中皮静脈と、橈側正中皮静脈に分枝）
- 前腕
  尺側（内側）皮静脈
  腕頭（外側）静脈
- 手背
  手背静脈網

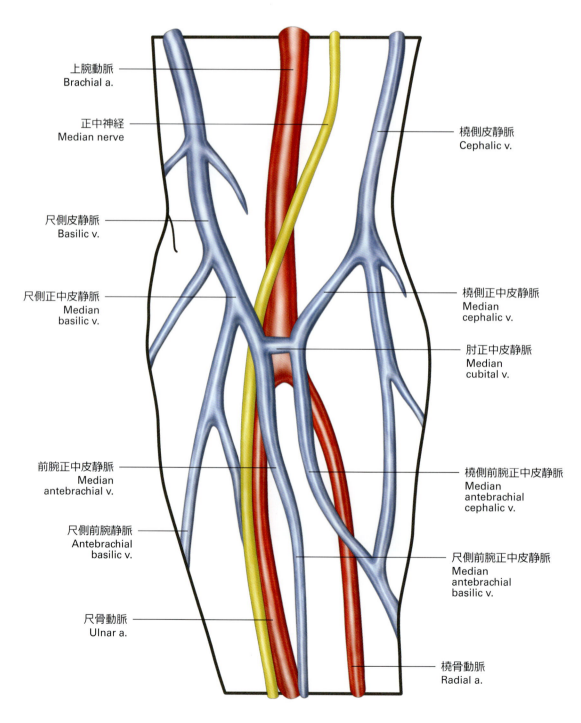

図10-7　静脈穿刺の主要な静脈。v：vein；a：artery。

10章　上肢の動静脈

表10-1で静脈穿刺の主要な静脈の長所、短所を示す。

表10-1	静脈穿刺の主要な静脈の長所、短所	
部位	長所	短所
肘前窩	血管が太い	皮膚表層にない
	他の部位のように血管が動かない	内側は避けなければならない
	外側は解剖学的に安全	
前腕	血管が太い	皮膚表層にないため穿刺が難しい患者もいる
	皮膚表層にない（回転しない）	
	解剖学的に安全	
手背	かなり皮膚表層にある	血管が細い
	解剖学的に安全	血管が動く

静脈生理学

- 静脈は弾性のある管のようで、圧力下では柔軟性がある。
- 静脈は脈をうたない。
- 静脈圧は動脈圧よりはるかに低い。この血圧は主に右心房の血圧によって決定され、通常はゼロである。心臓を取り囲む胸腔の圧が－4mmHgであるため、右房の壁を膨張させる力がゼロではない。静脈から心房に血液が引き込まれるために、部分的な陰圧の状態が心房の壁を外側に引く（図10-8）。
- 末梢静脈圧は5つの要因で決まる。
  - （1）右心房圧
  - （2）右心房に戻るまでの血流抵抗
  - （3）血管に対する血流の速度
  - （4）血液自体の重量による圧力（静水圧：血液が上がるのに大きな力がかかる）
  - （5）血管の押し出す力（筋ポンプ）。組織の動きが血管を圧縮し、血液を心臓へ押し出すことで、筋肉が収縮し手足が動く。
- 動脈と異なり、血液がないと静脈は虚脱する。静脈が心臓より下にあるときには、静脈は血液が満たされて皮下に目立つ。腕を心臓の高さより9cm上げたとき、静脈は通常虚脱する（図10-9）。つまり、怪我した腕を上げれば静脈からの出血は止まる（動脈からの出血は止まらない）。
- 大静脈、頭部の静脈を除いたほとんどの静脈は逆流を防ぐために弁が付く（図10-10）。静脈の弁が機能しなければ、血液は逆流し静脈圧は大きく上がり、静脈は肥大する。この状態は静脈瘤として知られている。

10章　静脈生理学

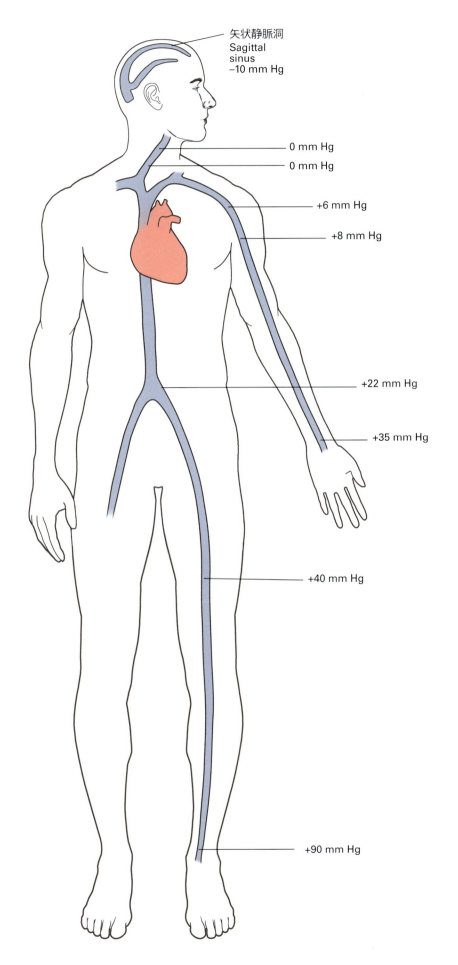

図10-8　体の静脈の静脈圧。

249

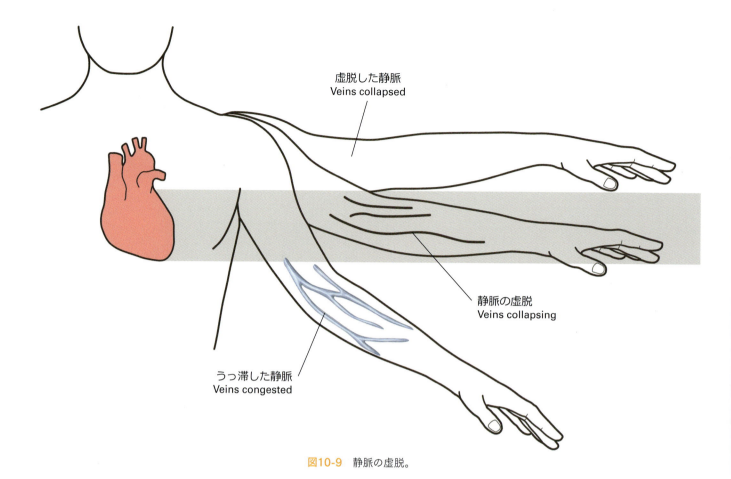

図10-9　静脈の虚脱。

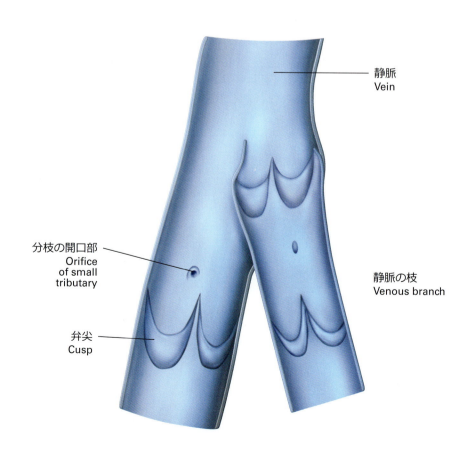

図10-10　静脈の弁。

クインテッセンス出版の書籍・雑誌は、歯学書専用
通販サイト『歯学書.COM』にてご購入いただけます。

PCからのアクセスは…
歯学書 検索

携帯電話からのアクセスは…
QRコードからモバイルサイトへ

アナトミー
インプラントのための外科術式と画像診断

2016年5月10日　第1版第1刷発行

著　者　　Louie Al-Faraje
　　　　　ルーイ アル=ファラジュ

監　訳　　坪井陽一
　　　　　つぼい よういち

翻訳統括　高橋恭久 / 中居伸行
　　　　　たかはしゆきひさ　なかい のぶゆき

発行人　　北峯康充

発行所　　クインテッセンス出版株式会社
　　　　　東京都文京区本郷3丁目2番6号　〒113-0033
　　　　　クイントハウスビル　電話 (03)5842-2270(代表)
　　　　　　　　　　　　　　　　　 (03)5842-2272(営業部)
　　　　　　　　　　　　　　　　　 (03)5842-2276(編集部)
　　　　　web page address　http://www.quint-j.co.jp/

印刷・製本　サン美術印刷株式会社

©2016　クインテッセンス出版株式会社　　　　　禁無断転載・複写
Printed in Japan　　　　　　　　　　　　　　　落丁本・乱丁本はお取り替えします
ISBN978-4-7812-0496-3　C3047　　　　　　　　 定価はカバーに表示してあります